Claudia Apperger
Wechseljahre

Claudia Apperger

Wechseljahre
Beratung in der Apotheke

Claudia Apperger, Eutingen im Gäu

Mit 28 Abbildungen und 110 Tabellen

Deutscher Apotheker Verlag

Zuschriften an
lektorat@dav-medien.de

Anschrift der Autorin
Claudia Apperger
Beundleweg 7
72184 Eutingen im Gäu

Alle Angaben in diesem Werk wurden sorgfältig geprüft. Dennoch können die Autorin und der Verlag keine Gewähr für deren Richtigkeit übernehmen.

Ein Markenzeichen kann markenrechtlich geschützt sein, auch wenn ein Hinweis auf etwa bestehende Schutzrechte fehlt.

Bibliografische Information der Deutschen Nationalbibliothek
Die Deutsche Nationalbibliothek verzeichnet diese Publikation in der Deutschen Nationalbibliografie; detaillierte bibliografische Daten sind im Internet unter https://portal.dnb.de abrufbar.

Jede Verwertung des Werkes außerhalb der Grenzen des Urheberrechtsgesetzes ist unzulässig und strafbar. Das gilt insbesondere für Übersetzungen, Nachdrucke, Mikroverfilmungen oder vergleichbare Verfahren sowie für die Speicherung in Datenverarbeitungsanlagen.

1. Auflage 2017
ISBN 978-3-7692-6705-1 (Print)
ISBN 978-3-7692-6983-3 (E-Book, PDF)

© 2017 Deutscher Apotheker Verlag
Birkenwaldstraße 44, 70191 Stuttgart
www.deutscher-apotheker-verlag.de
Printed in Germany

Satz: abavo GmbH, Buchloe
Druck und Bindung: medialis Offsetdruck GmbH, Berlin
Umschlagabbildung: Annette Schindler / fotolia
Umschlaggestaltung: deblik, Berlin

Vorwort

Liebe Leserinnen und Leser,
mit der Menopause beginnt für die betroffene Frau ein neuer Lebensabschnitt, der vorangegangene ist unwiederbringlich zu Ende gegangen. Somit sind die Menopause und die damit verbundenen Wechseljahre ein tiefer Einschnitt im Leben einer Frau.

Die damit einhergehenden hormonellen Veränderungen lösen bei einem Teil der Frauen auch körperliche Beschwerden aus, welche möglicherweise eine medikamentöse Behandlung erforderlich machen. Doch gerade die menopausale Hormontherapie wurde in den letzten Jahrzehnten kontrovers diskutiert. Infolgedessen sind die betroffenen Frauen stark verunsichert.

Eine einfache Antwort auf die Frage „menopausale Hormontherapie – ja oder nein?" kann auch dieses Buch nicht geben. Dennoch bietet es Ihnen wissenswerte und hilfreiche Hintergrundinformationen zum Thema menopausale Hormontherapie und weiteren Fragestellungen rund um die Wechseljahre. Auch die Alternativen zur Behandlung des klimakterischen Beschwerdekomplexes werden mit ihren Möglichkeiten und Grenzen diskutiert. So können Sie im Berufsalltag die Fragen Ihrer Kundinnen verständlich und zutreffend beantworten.

Um Ihre Arbeit zu erleichtern werden an einigen Stellen im Buch Produktbeispiele genannt. Diese sind beispielhaft aufgeführt und bilden die große Palette an Arzneimitteln und anderen Fertigprodukten nicht vollständig ab.

Für die Betreuung und Begleitung während der Entstehungszeit dieses Buches möchte ich mich ganz herzlich bei Frau Marlene Bareiß und Frau Juliane Friedle vom Deutschen Apotheker Verlag bedanken.

Viel Freude beim Lesen!

Eutingen im Gäu, Frühjar 2017   Claudia Apperger

Inhaltsverzeichnis

Vorwort		V
Abkürzungsverzeichnis		XII
1	**Definitionen**	**1**
1.1	Prämenopause	4
1.2	Perimenopause	4
1.3	Menopause	4
1.4	Postmenopause	5
1.5	Vorzeitige Menopause	5
1.6	Einflussgrößen auf den Zeitpunkt der Menopause	6
1.7	Klimakterisches Syndrom	7
1.8	Zyklusunregelmäßigkeiten	7
1.9	Menopause Rating Scale	9
1.10	Abgrenzung zwischen Krankheit und Lebensphase	9
1.10.1	Hormonelle Hintergründe	9
1.10.2	Familiäre Veränderungen	10
1.10.3	Persönliches Empfinden	10
1.10.4	Kulturelle Unterschiede	11
2	**Die Sexualhormone und der weibliche Zyklus**	**12**
2.1	Hormone des Hypothalamus und der Hypophyse	12
2.2	Estrogene	14
2.3	Gestagene	16
2.4	Inhibin	16
2.5	Hormoneller Zyklus einer jungen, fertilen Frau	17
3	**Hormonelle Veränderungen während der Wechseljahre**	**19**
3.1	Hormonspiegel in der Prämenopause	19
3.2	Hormonspiegel in der Perimenopause	20
3.3	Hormonspiegel in der Postmenopause	21

4 Klimakterischer Beschwerdekomplex ... 22

4.1 Beschwerden an den weiblichen Geschlechtsorganen ... 24
- 4.1.1 Zyklusunregelmäßigkeiten ... 24
- 4.1.2 Blutungen nach der Menopause ... 24
- 4.1.3 Brustspannen ... 24

4.2 Vasomotorische Beschwerden ... 26
- 4.2.1 Hitzewallungen und Schweißausbrüche ... 26
- 4.2.2 Tachykardie ... 26
- 4.2.3 Thermoregulation ... 26
- 4.2.4 Weitere Ursachen ... 27

4.3 Psychische Beschwerden und Auswirkungen auf das ZNS ... 27
- 4.3.1 Stimmungsschwankungen ... 27
- 4.3.2 Angststörungen ... 29
- 4.3.3 Schlafstörungen ... 29
- 4.3.4 Konzentrationsstörungen ... 30
- 4.3.5 Alzheimer-Demenz ... 30
- 4.3.6 Migräne-Kopfschmerzen ... 30

4.4 Symptome des Urogenitaltrakts ... 32
- 4.4.1 Atrophie der Vaginalschleimhaut ... 32
- 4.4.2 Sexualität und Libido ... 33
- 4.4.3 Blasenfunktion ... 33

4.5 Veränderungen an Haut und Schleimhäuten ... 35
- 4.5.1 Haut ... 35
- 4.5.2 Haare ... 37
- 4.5.3 Mund- und Rachenraum ... 38
- 4.5.4 Auge ... 38

4.6 Bewegungsapparat ... 39
- 4.6.1 Körpergewicht ... 39
- 4.6.2 Muskel- und Gelenkschmerzen ... 40
- 4.6.3 Osteoporoserisiko ... 40

4.7 Kardiovaskuläre Effekte ... 42

5 Künstliche Menopause ... 44

5.1 Ursachen ... 44
- 5.1.1 Antihormonelle Therapien ... 45
- 5.1.2 Chemotherapie-assoziierte Amenorrhö (CRA) ... 45
- 5.1.3 Operative Eingriffe ... 45
- 5.1.4 Besonderheiten der Therapie ... 45

6	**Therapieansätze**	**47**
7	**Menopausale Hormontherapie**	**49**
7.1	Hormonderivate in der Therapie	51
7.1.1	Estrogene	51
7.1.2	Gestagene	52
7.1.3	Androgene	54
7.1.4	Unterschiedliche Applikationswege	54
7.1.5	Therapieschemata, kontinuierlich vs. zyklisch	57
7.2	Therapieende	60
7.3	Kontraindikationen	60
7.4	Risiken und Nebenwirkungen	61
7.4.1	Die wichtigsten Studien im Überblick	64
7.4.2	Diskussion	66
7.5	Praktische Anwendungshinweise	67
7.6	Lokale Anwendung von Hormonen	68
7.6.1	Estriol	69
7.6.2	Estradiol	70
7.6.3	Hormonfreie Pflege der Vaginalschleimhaut	71
7.7	Verhütung in der Perimenopause	72
7.7.1	Orale Kontrazeption	73
7.7.2	Hormonelle Depotpräparate	74
7.7.3	Spiralen und Co	76
7.7.4	Sonstiges	76
8	**Behandlung assoziierter Erkrankungen**	**77**
8.1	Depressionen	77
8.1.1	Hormontherapie und ihr Einfluss auf depressive Verstimmungen	77
8.1.2	Antidepressiva	78
8.1.3	Psychotherapie	79
8.2	Schlafstörungen	79
8.2.1	Tipps und Tricks rund ums Einschlafen	79
8.2.2	Phytopharmaka – Baldrian und Co.	80
8.2.3	Antihistaminika als Schlafmittel	80
8.2.4	Schlafmittel auf Rezept	81
8.3	Osteoporose	82
8.3.1	Calcium und Vitamin D_3	82
8.3.2	Sport und Bewegung	83
8.3.3	Medikamentöse Therapie	83

9	**Alternativen zur hormonellen Therapie**	**87**
9.1	Selektive Serotonin-Reuptake-Inhibitoren (SSRI)	88
9.1.1	Wechselwirkung zwischen Paroxetin/Fluoxetin und Tamoxifen	88
9.2	Venlafaxin und Mirtazapin	89
9.2.1	Venlafaxin	89
9.2.2	Mirtazapin	90
9.3	Antikonvulsiva – Gabapentin	90
9.4	Clonidin	90
10	**Phytopharmaka**	**92**
10.1	Traubensilberkerze	93
10.1.1	Inhaltsstoffe und deren Wirkung	93
10.1.2	Besonderheiten der Therapie	94
10.1.3	Traubensilberkerze & Johanniskraut	95
10.2	Phytoestrogene	95
10.2.1	Soja und Rotklee	96
10.2.2	Rhapontik-Rhabarber	97
10.2.3	Hopfen	97
10.2.4	Granatapfel	98
10.3	Yamswurzel	98
10.4	Mönchspfeffer	98
10.5	Salbei	100
10.6	Johanniskraut	100
10.6.1	Inhaltsstoffe	101
10.6.2	Vielfältige Wirkungen	102
10.6.3	Wechselwirkungen	102
10.6.4	Phototoxizität	103
10.6.5	Verzögerter Wirkeintritt	103
10.7	Vitamin E	103
10.8	Tabelle mit Produktbeispielen	104
11	**Homöopathie und weitere komplementärmedizinische Ansätze**	**105**
11.1	Homöopathie	105
11.1.1	Einzelsubstanzen der Homöopathie	106
11.1.2	Komplexarzneimittel der Homöopathie	107

11.2	**Anthroposophie**	**107**
11.2.1	Arzneimittel aus der Anthroposophie	108
11.2.2	Für die Vaginalschleimhaut	108

12 Lebensstil/Ernährung/Sport 109

12.1	**Ernährung**	**110**
12.1.1	Viel Trinken	110
12.1.2	Fünf Portionen Obst und Gemüse pro Tag	110
12.1.3	Vollkornprodukte bevorzugen	110
12.1.4	Ausgewählte Fette und Öle verwenden	111
12.1.5	Calcium für die Knochen	111
12.1.6	Vitamin D	112
12.1.7	Folsäure und Vitamin B_{12}	112
12.1.8	Vitamin E	112
12.1.9	Soja	112
12.1.10	Alkohol, Coffein und Nicotin vermeiden	112
12.2	**Sport und körperliche Aktivität**	**113**
12.3	**Entspannungstechniken**	**113**
12.4	**Kleidung und andere Helfer**	**114**

13 Die hormonellen Veränderungen des Mannes 115

13.1	**Beschwerdekomplex**	**116**
13.1.1	Sexualität	116
13.1.2	Muskulatur und Knochen	116
13.1.3	Metabolisches Syndrom und Diabetes mellitus	117
13.1.4	Haut und Haare	118
13.1.5	Zentrales Nervensystem und Psyche	118
13.2	**Weitere Einflussgrößen – Lebensstil**	**119**
13.3	**Hormontherapie mit Testosteron**	**119**
13.3.1	Zu Risiken und Nebenwirkungen	120
13.3.2	Verschiedene Arzneiformen	120

Quellen und Literatur **121**

Bildnachweis **126**

Sachregister **127**

Die Autorin **133**

Abkürzungsverzeichnis

A
ATP — Adenosintriphosphat

B
BfR — Bundesinstitut für Risikobewertung

C
CIMT — carotid intima-media thickness
COMT — Catechol-O-Methyltransferase [Enzym]
CRA — Chemotherapie-assoziierte Amenorrhö

D
DHT — Dihydrotestosteron

E
EbM — evidenzbasierte Medizin
ELITE — Early Versus Late Intervention Trial With Estradiol
ERα — Estrogenrezeptor-Alpha

F
FDA — Food and Drug Administration
FSH — Follikel-stimulierendes Hormon

G
$GABA_A$-Rezeptor — Rezeptoren an Nervenzellen [GABA = Gamma-Aminobuttersäure/Neurotransmitter]
GnRH — Gonadotropin-Releasing-Hormon
GPER1 — membranständiger Estrogenrezeptor

H
HCG — humanes Choriongonadotropin
HDL — High-densitiy-Lipoprotein
HERS — Heart and Estrogen/Progestin Replacement Study
HIV — Humanes Immundefizienz-Virus
HRT — Hormonersatztherapie [hormone replacement therapy]
HT — Hormontherapie
HWZ — Halbwertszeit

I
IUP — Intrauterinpessar

K
KEEPS — Kronos Early Estrogen Prevention Study
KOK — kombiniertes orales Kontrazeptivum

L
LDL	Low-density-Lipoprotein
LH	Luteinisierendes Hormon

M
MAO	Monoaminooxidase [Enzym]
MHT	menopausale Hormontherapie
MPA	Medroxyprogesteronacetat
MRS	Menopause Rating Scale
MWS	Million Women Study

N
NEM	Nahrungsergänzungsmittel
NMF	natürliche Feuchthaltefaktoren [Natural Moisturizing Factor]

P
PADAM	partielles Androgendefizit des alternden Mannes
PCOS	Polyzystisches Ovarialsyndrom
PMDS	prämenstruelle dysphorische Störung
PMS	Prämenstruelles Syndrom
PSA	Prostataspezifisches Antigen

R
RANKL	Receptor Activator of NF-κB Ligand | an der Regulation des Knochenumbaus beteiligtes Protein
REM-Schlaf	Schlafphase mit Rapid Eye Movement

S
SERM	selektiver Estrogenrezeptor-Modulator
SHBG	Sexualhormon-bindendes Globulin
SNRI	Serotonin-Noradrenalin-Reuptake-Inhibitor
SSRI	Selektive Serotonin-Reuptake-Inhibitor

T
TBG	Thyroxin-bindendes Globulin
TSH	Thyreoidea-stimulierendes Hormon
TTS	Transdermales therapeutisches System („wirkstoffhaltiges Pflaster")

V
VLDL	Very-low-density-Lipoprotein

W
WHI	Women's Health Initiative

Z
ZNS	Zentralnervensystem

1 Definitionen

Das **Klimakterium** ist eine Zeit des Übergangs – eine Lebensphase, in der aus der jungen, gebärfähigen eine alternde Frau wird.

Viele verschiedene Facetten sind mit diesem Übergang verbunden. Mit Blick auf die Gesundheit leidet ein Teil der Frauen unter klimakterischen Beschwerden, was das körperliche Wohlbefinden beeinträchtigen kann. Parallel kommt es oftmals zu Veränderungen innerhalb der Familie, die zu einer Neuausrichtung des Lebens führen. Auch das Alter und seine Begleiterscheinungen treten vermehrt ins Bewusstsein. Die Wechseljahre sind somit häufig eine Lebensphase mit vielen offenen Fragen, die jede Frau für sich beantworten muss.

Der Begriff Klimakterium leitet sich vom altgriechischen Wort *klimaktér* ab. Dessen wörtliche Übersetzung „Stufenleiter" ist ein griechisches Symbol für einen kritischen Zeitpunkt im Leben.

Der **Auslöser** für diese Veränderungen ist die Tatsache, dass das Ovar nur eine begrenzte Anzahl an Primordialfollikeln aufweist. Diese werden in der Embryonalzeit gebildet und ruhen bis zur Menarche. Bereits vor der Geburt bildet sich eine größere Anzahl an Primordialfollikeln zurück und geht verloren. Diese Rückbildung verlangsamt sich nach der Geburt, sodass zum Zeitpunkt der Menarche noch etwa 400000 Primordialfollikel vorhanden sind. Mit der Menarche beginnt die fertile Zeit. In dieser reifen jeden Monat einige Follikel heran, von denen sich einer zum dominanten Graaf-Follikel wandelt und schließlich ovuliert (▶ Kap. 2.5).

Während der fertilen Phase einer Frau kommt es zu etwa 300 Ovulationen, wobei ausgeprägte individuelle Schwankungen beobachtet werden. Ab dem 35. Lebensjahr macht sich bemerkbar, dass die Zahl der vorhandenen Primordialfollikel abnimmt. Dies führt dazu, dass pro Zyklus weniger Follikel heranreifen, gleichzeitig nimmt auch die Qualität der Follikel ab.

Sinkt die Zahl der Primordialfollikel unter eine kritische Grenze, beschleunigt sich zusätzlich die **Follikelatresie**, was bedeutet, dass vermehrt Follikel zugrunde gehen. Dies hat Auswirkungen auf den Hormonhaushalt, sodass es zunehmend zu anovulatorischen Zyklen kommt. Aber auch unregelmäßige beziehungsweise verlängerte Zyklen werden beobachtet.

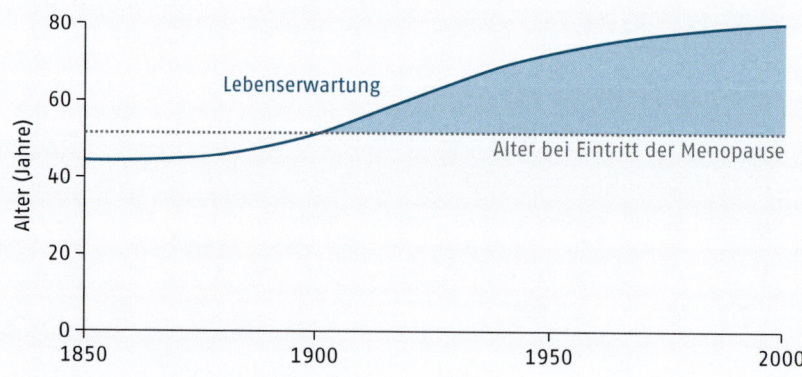

Abb. 1.1 Die Menopause und der demografische Wandel

Infolgedessen lässt die Fertilität der Frau nach dem 40. Lebensjahr deutlich nach, sinkt im folgenden Lebensjahrzehnt noch weiter ab und kommt schließlich nach der Menopause ganz zum Erliegen.

Diese einschneidende Veränderung ist häufig mit körperlichen Symptomen sowie vielfältigen Ängsten verbunden. Zu den typische **klimakterischen Beschwerden** der betroffenen Frauen zählen Hitzewallungen, Schweißausbrüche, vaginale Atrophie und depressive Verstimmung (▶ Kap. 4).

Für einen Großteil der klimakterischen Beschwerden sind hormonelle Veränderungen (mit)verantwortlich. Vor allem der abfallende Estrogenspiegel macht sich bemerkbar. Die Jahre der Postmenopause sind gekennzeichnet durch einen Estrogenmangel. Dieser gilt als wichtiger Risikofaktor für die langfristigen Folgen der Menopause, insbesondere im Hinblick auf das erhöhte Risiko für Osteoporose (▶ Kap. 4.6.3) und kardiovaskuläre Ereignisse (▶ Kap. 4.7).

Das Klimakterium erstreckt sich über einen Zeitraum von mehreren Jahren. Üblicherweise durchläuft frau die Wechseljahre zwischen dem 45. und dem 55. Lebensjahr. Aufgrund der verlängerten Lebenserwartung erleben zwischenzeitlich mehr als 90 % aller Frauen in den westlichen Industrienationen die Wechseljahre (**o** Abb. 1.1).

Sie verbringen im Anschluss gegebenenfalls mehrere Jahrzehnte in der Postmenopause. Bei einer Lebenserwartung von ungefähr 75 Jahren liegt etwa ein Drittel des Lebens einer Frau nach dieser einschneidenden hormonellen Veränderung. Vor 100 Jahren war die Situation eine andere – nur ein kleiner Prozentsatz von Frauen wurde überhaupt 50 Jahre alt und erreichte die Postmenopause.

Daraus ergeben sich neue gesellschaftliche Herausforderungen. Unser Frauenbild wandelt sich, denn das Leben einer Frau endet nicht mehr mit der reproduktiven Phase, sondern es gibt ein danach. So haben heute Frauen nach der Menopause, sofern sie gesundheitlich dazu in der Lage sind, viele Möglichkeiten ein aktives und selbstbestimmtes Leben zu führen. Gleichzeitig gewinnen auch neue Fragenstellungen im Bereich Gesundheitsprävention an Bedeutung. Denn zwischen den niedrigen Estrogenspiegeln der Postmenopause und bestimmten Krankheiten – insbesondere der Osteoporose, aber auch kardiovaskulären Erkrankungen sowie möglicherweise der Demenz – besteht ein kausaler Zusammenhang. Diese Krankheiten beeinflussen nicht nur das Leben der

Stadium	−5	−4	−3	−2	−1	0	+1	+2
Terminologie	Reproduktiv			Menopausaler Übergang		Postmenopause		
	Früh	Peak	Spät	Früh	Spät*		Früh*	Spät
				Perimenopause				
Dauer	Variabel			Variabel			1 Jahr	4 Jahre	Bis zum Tod
Menstruationszyklen	Variabel bis regelmäßig	Regelmäßig (Länge kann im späteren Stadium um ca. 2 Tage abnehmen)		Variable Länge (> 7 Tage Unterschied zu normal)	2 übersprungene Perioden und ein periodenfreies Intervall von mindestens 60 Tagen	Keine Periode für 12 Monate	Keine	
FSH-Level	Normal			Zeitweise erhöht			Erhöht	

Letzte Menstruation (bei 0)

*Stadien werden vor allem über vasomotorische Symptome charakterisiert

Abb. 1.2 Zeitlicher Verlauf der Wechseljahre im Überblick

betroffenen Frauen, sondern entwickeln sich auch aus volkswirtschaftlicher Sicht zu einer großen Aufgabe.

Da die Dauer der Wechseljahre individuell sehr unterschiedlich ist, sind eine genaue zeitliche Vorhersage über die **Dauer des Klimakteriums** sowie der Zeitpunkt der Menopause nicht möglich. Bei vielen Frauen machen sich Symptome über einen Zeitraum von 2 bis 7 Jahren bemerkbar, seltener sind Beschwerden, die bis zu 15 Jahre anhalten. Gleichzeitig gibt es eine Gruppe von Frauen, die diese Lebensphase nahezu beschwerdefrei, erlebt. Für diese sind Zyklusunregelmäßigkeiten und ausbleibende Menstruationen entscheidende Hinweise auf die hormonellen Veränderungen.

Der Übergang von einem regelmäßigen Zyklus bis zum endgültigen Ausbleiben der Menstruation verläuft in der Regel in mehreren aufeinanderfolgenden Abschnitten (Abb. 1.2): beginnend mit leichten Veränderungen in der **Prämenopause**, über ausgeprägt-schwankende Hormonspiegel in der **Perimenopause** bis zu einer stark abgefallen Estrogenproduktion in der **Postmenopause**.

1.1 Prämenopause

Grundsätzlich bezeichnet der Begriff Prämenopause die **Zeit vor der Menopause** und kann folglich auf den gesamten Zeitraum vor der letzten Monatsblutung angewendet werden. Allerdings wird der Begriff oftmals auf eine Zeitspanne von drei bis fünf Jahren, die der Zeit des menopausalen Übergangs vorausgeht, eingegrenzt.

In dieser Zeit machen sich erste Veränderungen im hormonellen Gleichgewicht der Frau bemerkbar. Oftmals nehmen Frauen diese ab dem 40. bis 45. Lebensjahr wahr. Die Zyklen sind in dieser Phase meist noch regelmäßig, allerdings verkürzt sich die durchschnittliche Zykluslänge. Außerdem unterliegen die Spiegel der weiblichen Sexualhormone stärkeren Schwankungen als zuvor. Insbesondere der Progesteronspiegel sinkt im Vergleich zum den vorgegangenen Lebensjahrzehnt ab (▶ Kap. 3.1).

1.2 Perimenopause

Die Perimenopause umfasst einen **Zeitraum von wenigen Jahren vor bis ein Jahr nach der Menopause**. Sie wird auch als die Zeit des menopausalen Übergangs bezeichnet.

In dieser Zeit verändert sich das hormonelle Zusammenspiel grundlegend und der Körper stellt sich auf die neuen Gegebenheiten ein. Dieser Prozess der Anpassung kann mit ausgeprägten Wechseljahresbeschwerden, wie beispielsweise Hitzewallungen, verbunden sein. Gleichzeitig wird der weibliche Zyklus als Folge ausgeprägter hormoneller Schwankungen unregelmäßig und die Anzahl von anovulatorischer Zyklen steigt (▶ Kap. 3.2).

Der menopausale Übergang endet mit dem endgültigen Ausbleiben der Monatsblutung. Da dieser Zeitpunkt nur rückblickend und somit erst 12 Monate nach der letzten Blutung festgestellt werden kann, ist das erste postmenopausale Jahr ebenfalls Teil der Perimenopause.

1.3 Menopause

Der gravierende Einschnitt während der Wechseljahre ist die Menopause. Sie teilt das Leben einer Frau in eine Zeit davor (Prämenopause) und danach (Postmenopause).Die Menopause ist die letzte Menstruation und kann als solche nur rückblickend festgestellt werden. Ist die Regelblutung in den vorangegangenen zwölf Monaten ausgeblieben, war definitionsgemäß die letzte Blutung die Menopause.

In westlichen Industrienationen liegt das durchschnittliche Menopausenalter bei 51 Jahren. Circa 95 % der Frauen hat ihre letzte Monatsblutung zwischen dem 45. und 55. Lebensjahr.

Mit Erreichen der Menopause kommt frau auch am Ende der fruchtbaren Zeit an. Obwohl die hormonellen Veränderungen mit der Menopause ihren Abschluss finden, leiden betroffene Frauen auch noch in der frühen Postmenopause unter Wechseljahresbeschwerden. Definitionsgemäß endet das Klimakterium mit der Ende der Perimenopause und somit also ein Jahr nach der Menopause.

1.4 Postmenopause

Mit der Menopause beginnt die Postmenopause. Diese wird untergliedert in ein **frühe Postmenopause**, sowie die sich anschließenden **späten postmenopausalen Jahre**. Die frühe Postmenopause umfasst die ersten **drei bis fünf Jahre nach der Menopause**. Sie ist häufig gekennzeichnet durch anhaltende oder neuauftretende klimakterische Beschwerden. Die nachfolgenden Jahre bis Jahrzehnte bilden den Zeitraum der späten Menopause, der auch als **Senium** bezeichnet wird. Er beginnt um das 65. Lebensjahr und endet mit dem Tod.

Während in der Regel die vasomotorischen Symptome wie Hitzewallungen und Schweißausbrüche einige Jahre nach der Menopause nachlassen, bestehen andere Symptome dauerhaft. Gerade Beschwerden, die den Urogenitaltrakt betreffen, beginnen in den Wechseljahren und persistieren über das Ende der hormonellen Umstellung hinaus. Für Erkrankungen, wie die postmenopausale Osteoporose, ist der niedrige Estrogenspiegel der Postmenopause ein entscheidender Risikofaktor. Die Folgen des anhaltenden Estrogenmangels machen sich nicht sofort, sondern erst Jahre beziehungsweise Jahrzehnte später bemerkbar.

1.5 Vorzeitige Menopause

Beginnt das Klimakterium **vor dem 40. Lebensjahr**, gilt dies als vorzeitig. Die Fachsprache nennt dies *Climacterium praecox*. Etwa 1 % aller Frauen ist davon betroffen und befindet sich mit Ende 30 bereits in den Wechseljahren. Neben den seelischen Belastungen, die daraus resultieren, beispielsweise bei noch bestehendem Kinderwunsch, sind vor allem die Langzeitfolgen des frühzeitig absinkenden Estrogenspiegels bei einer gegebenenfalls notwendigen Therapieplanung zu berücksichtigen. Frauen, die die Menopause vorzeitig erleben, haben folglich ein erhöhtes Risiko für Osteoporose und kardiovaskuläre Erkrankungen.

Bei einer primären Ovarialinsuffizienz sind die Follikelvorräte im Ovar frühzeitig aufgebraucht. Mögliche Ursachen können genetische Abweichungen, vor allem Chromosomenfehler wie das Turner-Syndrom, sein, aber auch andere schädigenden Einflüsse wie eine Strahlenbehandlung oder eine Chemotherapie. So ist eine vorzeitige Menopause bei manchen Frauen auch Folge oder Teil der Behandlung einer malignen Erkrankung (▶ Kap. 5). Daneben kann das vorzeitige Erliegen des hormonellen Zyklus auch die Folge einer Störung im Bereich des Hypothalamus oder der Hypophyse sein (hypothalamische oder hypophysäre Ovarialinsuffizienz). Mögliche Ursachen, die die Hormonausschüttung des Hypothalamus negativ beeinflussen, können Stress und psychische Belastungen, Magersucht oder auch Leistungssport sein.

Die sogenannte hyperandrogenämische Ovarialinsuffizienz ist eine sekundäre Form der Ovarialinsuffizienz. Sie wird durch erhöhte Androgenspiegel ausgelöst. Die häufigste Ursache ist ein Polyzystisches Ovarialsyndrom (PCOS), aber auch andere Vorerkrankungen können eine hyperandrogenämische Ovarialinsuffizienz auslösen.

Exkurs: Polyzystisches Ovarialsyndrom (PCOS)
Das Polyzystische Ovarialsyndrom ist eine Erkrankung, die etwa 5 bis 10 % aller Frauen betrifft. Es geht mit einer erhöhten Produktion an männlichen Sexualhormonen einher. Infolgedessen kommt es zu Zyklusunregelmäßigkeiten, sowie gegebenenfalls zu einer vermehrten Körperbehaarung. Langfristig ist PCOS mit einem erhöhten Risiko für Diabetes mellitus, Bluthochdruck und Gebärmutterschleimhautwucherungen assoziiert. Kennzeichnend sind die namensgebenden Ovarialzysten, wobei diese nicht bei allen betroffenen Frauen zu finden sind.

Aufgrund eines familiär gehäuften Auftretens des Syndroms ist davon auszugehen, dass eine genetische Prädisposition die Entstehung eines PCOS begünstigt. Darüber hinaus ist vermutlich das Hormon Insulin entscheidend an der Entstehung ein PCOS beteiligt. Neben seiner regulierenden Wirkung auf den Blutzuckerspiegel, nimmt Insulin Einfluss auf die Produktion von Androgenen an den Thekazellen. Darüber hinaus verändert Insulin in der Leber die Bildung von sexualhormonbindendem Globulin.
Angesichts dieses Zusammenhangs wird verständlich, warum Metformin bei Frauen mit Kinderwunsch ein PCOS lindern und somit eine Schwangerschaft begünstigen kann. In Studien wurde unter Metformin-Einnahme ein Anstieg der Ovulationsrate beobachtet, allerdings erhöhte sich die Zahl der Geburten nicht. Bei der Verordnung von Metformin bei PCOS handelt es sich um einen Off-Label-Use. Eine größere Rolle bei PCOS-Patientinnen mit Kinderwunsch spielt die Einnahme von Clomifen. Bei Frauen ohne Kinderwunsch kann ein PCOS durch die Einnahme eines oralen Kontrazeptivums mit antiandrogenem Profil behandelt werden.
Im Klimakterium lassen die Beschwerden des PCOS in der Regel nach. Jedoch erkranken Frauen mit der Diagnose PCOS häufiger an Diabetes mellitus sowie Herz-Kreislauf-Erkrankungen als gesunde Gleichaltrige. Dieses Risiko bleibt auch nach der Menopause erhöht.

1.6 Einflussgrößen auf den Zeitpunkt der Menopause

Verschieden Faktoren nehmen Einfluss auf den Zeitpunkt der Menopause. Von großer Bedeutung ist die genetische Prädisposition. Erlebte die Mutter eine frühe Menopause trifft dies gehäuft auch auf die Töchter zu. Mit Blick auf eine vorzeitige Menopause spielen insbesondere Chromosomenfehler eine wichtige Rolle. Neben entsprechenden genetischen Abweichungen sind auch Autoimmunerkrankungen wie die Hashimoto-Thyreoiditis ein wichtiger Risikofaktor für das frühzeitige Erleben der Menopause.

Regelmäßiges Rauchen als auch die Ernährung beeinflussen den Zeitpunkt der Menopause, ebenso wie die individuelle Zykluslänge und die langjährige Einnahme von Ovulationshemmern. So erleben Frauen, die regelmäßig Zigaretten konsumieren, die Menopause in der Regel früher als Nichtraucherinnen. Im Hinblick auf die Ernährung wurde beobachtet, dass das durchschnittliche Menopausenalter von Vegetarierinnen niedriger ist als von Frauen, die Fleisch essen. Entsprechendes gilt für Frauen, die im Kindesalter unter Mangelernährung litten. Kurze Zyklen führen tendenziell zu einer früheren Menopause. Lange Zyklen, sowie eine Vielzahl anovulatorischer Zyklen, zum Beispiel unter der Einnahme von Ovulationshemmern, zu einer späten Menopause. Im Gegensatz dazu ist das Menarchealter keine relevante Einflussgröße.

1.7 Klimakterisches Syndrom

Die verschiedenen Beschwerden, die während des Klimakteriums auftreten, werden unter dem Begriff „klimakterisches Syndrom" beziehungsweise „klimakterischer Beschwerdekomplex" zusammengefasst (▶ Kap. 4). Darunter fallen neben den typischen vasomotorischen Symptomen wie Hitzewallungen und Schweißausbrüchen auch psychische Beschwerden wie Stimmungsschwankungen und depressive Verstimmungen sowie die vaginale Atrophie.

1.8 Zyklusunregelmäßigkeiten

Zyklusunregelmäßigkeiten gehören zu den typischen Begleiterscheinungen der Perimenopause und können sehr unterschiedliche ausfallen. Im Folgenden werden die einzelnen Fachbegriffe voneinander abgegrenzt. Neben der Perimenopause ist die Pubertät eine Lebensphase, in der es gehäuft zu unregelmäßigen Zyklen kommt.

Als **Menorrhagie** wird eine Menstruation mit verlängerter Dauer bezeichnet. Darunter versteht man Regelblutungen, die zwischen 7 und 14 Tagen dauern.

Eine verstärkte Menstuation wird als **Hypermenorrhö** bezeichnet. Als normal gilt ein Blutverlust von unter 80 ml pro Regelblutung. Allerdings ist es schwierig, die genaue Menge zu bestimmten. Hinweise können daher ein sehr häufiges Wechseln von Tampons oder Binden sein. Auch Blutklümpchen (Blutkoagula) sind oftmals ein zusätzliches Anzeichen für eine Hypermenorrhö.

Eine **Dysmenorrhö** liegt vor, wenn begleitend zur Regelblutung Schmerzen auftreten. Diese sind in der Regel krampfartig und lokal auf den Unterleib begrenzt. Gegebenenfalls können Regelschmerzen auch in den Rücken und die Beine ausstrahlen. Typischerweise beginnen die Schmerzen mit dem Einsetzen der Blutung und halten anschließend für bis zu 72 Stunden an. Es wird zwischen einer primären Dysmenorrhö, bei der keine organische Ursache vorliegt, und einer sekundären Dysmenorrhö unterschieden. Von einer primären Dysmenorrhö sind besonders Mädchen in der Pubertät, aber auch Frauen in der Perimenopause betroffen. Bei einer sekundären Dysmenorrhö ist eine Vorerkrankung wie beispielsweise eine Endometriose der Auslöser für die Beschwerden während der Menstruation.

Bleibt die Menstruation aus, wird dies als **Amenorrhö** bezeichnet. Es wird ebenfalls zwischen primärer und sekundärer Amenorrhö unterschieden. Eine primäre Amenorrhö liegt vor, wenn bis zum 16. Lebensjahr keine Monatsblutungen aufgetreten sind. Bleibt die Monatsblutung aus, obwohl zuvor ein normaler Zyklus stattgefunden hat, handelt es sich um eine sekundäre Amenorrhö.

Von **Oligomenorrhö** wird gesprochen, wenn die Länge eines Menstruationszyklus zwischen 35 und 45 Tagen liegt. Dies wird insbesondere in den ersten Jahren nach der Menarche sowie in den Wechseljahren beobachtet.

Welche der folgenden Beschwerden haben Sie zur Zeit? Kreuzen Sie bitte für jede Beschwerde an, wie stark Sie davon betroffen sind. Wenn Sie eine Beschwerde nicht haben, kreuzen Sie bitte „Keine" an.	Keine	Sehr leicht	Leicht	Mittel	Stark	Sehr stark
Wallungen, Schwitzen (Aufsteigende Hitze, Schweißausbrüche)	☐	☐	☐	☐	☐	☐
Herzbeschwerden (Herzklopfen, Herzrasen, Herzstolpern, Herzbeklemmungen)	☐	☐	☐	☐	☐	☐
Schlafstörungen (Einschlafstörungen, Durchschlafstörungen, zu frühes Aufwachen)	☐	☐	☐	☐	☐	☐
Depressive Verstimmung (Mutlosigkeit, Traurigkeit, Weinerlichkeit, Antriebslosigkeit, Stimmungsschwankungen)	☐	☐	☐	☐	☐	☐
Reizbarkeit (Nervosität, innere Anspannung, Aggressivität)	☐	☐	☐	☐	☐	☐
Ängstlichkeit (innere Unruhe, Panik)	☐	☐	☐	☐	☐	☐
Körperliche und geistige Erschöpfung (allgemeine Leistungsminderung, Gedächtnisminderung, Konzentrationsschwäche, Vergesslichkeit)	☐	☐	☐	☐	☐	☐
Sexualprobleme (Veränderung des sexuellen Verlangens, der sexuellen Betätigung und Befriedigung)	☐	☐	☐	☐	☐	☐
Harnwegsbeschwerden (Beschwerden beim Wasserlassen, häufiger Harndrang, unwillkürlicher Harnabgang)	☐	☐	☐	☐	☐	☐
Trockenheit der Scheide (Trockenheitsgefühl oder Brennen der Scheide, Beschwerden beim Geschlechtsverkehr)	☐	☐	☐	☐	☐	☐
Gelenk- und Muskelbeschwerden (Schmerzen im Bereich der Gelenke, rheumaähnliche Beschwerden)	☐	☐	☐	☐	☐	☐
Punktezahl	0	1	2	3	4	5

○ **Abb. 1.3** Menopause Rating Scale Fragebogen

1.9 Menopause Rating Scale

Um im klinischen Alltag abzuschätzen, ob eine Frau die Wechseljahre bereits erreicht hat und in welchem Ausmaß sie unter deren Beschwerden leidet, wird die Menopause Rating Scale (MRS) benutzt. o Abb. 1.3 zeigt einen Fragebogen, anhand dessen eine Einschätzung der menopausalen Situation erfolgen kann.

Darüber hinaus kann die Bestimmung verschiedener Hormonspiegel ein weiterer Anhaltspunkt sein. Allerdings können diese Werte nur sehr begrenzt zur Beurteilung der Gesamtsituation eingesetzt werden, da zum einen die Hormonspiegel in den Wechseljahren starken Schwankungen unterliegen und zum anderen große individuelle Unterschiede beobachtet werden.

Eine umfassende Einschätzung kann durch die Kombination von Hormonspiegel-Bestimmungen und den Ergebnissen des MRS gewonnen werden. Insbesondere bei der Durchführung von klinischen Studien kann es sinnvoll sein beides in die Auswertung einzubeziehen.

1.10 Abgrenzung zwischen Krankheit und Lebensphase

An sich ist der Übergang von der reproduktiven Phase ins Senium ein natürlicher Vorgang und nicht per se eine Erkrankung. Jede Frau, die dieses Lebensalter erreicht, durchläuft diese Zeit der hormonellen Veränderungen. Dennoch erlebt und empfindet jede Frau die Veränderungen dieser Zeit anders, sodass die Erfahrungen individuell sehr unterschiedlich ausfallen können.

Etwa ein Drittel der Frauen hat keine oder kaum Symptome, bei einem weiteren Drittel sind die Begleiterscheinungen der Wechseljahre mäßig ausgeprägt. Das letzte Drittel leidet unter schwerwiegenden klimakterischen Beschwerden, welche die Lebensqualität der betroffenen Frauen einschränkt.

1.10.1 Hormonelle Hintergründe

Beeinträchtigt die hormonelle Umstellung das Leben und den Alltag der betroffenen Frau massiv, sodass die Lebensqualität vermindert ist, stellen die Wechseljahre eine behandlungsdürftige Krankheit dar. Als effektive **medikamentöse Behandlungsmöglichkeit** gilt die **menopausale Hormontherapie** (MHT). Aufgrund der vieldiskutierten Risiken einer langfristigen Gabe von Hormonpräparaten, sollte deren Einsatz individuell abgewogen werden (▶ Kap. 7).

Daneben gibt es verschiedenen andere Therapieansätze, die je nach Symptom-Schwerpunkt sowie Intensität der Beschwerden, eine Behandlungsoption sein können. Die verschiedenen Symptome können im Einzelfall unterschiedlich stark ausgeprägt sein. Viele Frauen berichten über Hitzewallungen, andere leiden besonders unter depressiven Verstimmungen oder vaginaler Atrophie, haben aber kaum vasomotorische Beschwerden. Diese Unterschiede sollte bei der Therapieauswahl berücksichtigt werden. So bietet sich beispielsweise bei Frauen, die vor allem unter vaginalen Beschwerden leiden, eine **lokale Anwendung von Estriol** an.

Auch eine depressive Episode ist ein ernst zu nehmendes Krankheitsbild und benötigt eine entsprechende Therapie. Für die Betroffenen kann eine psychotherapeutische Therapie hilfreich sein, gegebenenfalls wird diese durch eine medikamentöse Behandlung ergänzt (▶ Kap. 8.1).

Auch typische Alterserscheinungen treten in diesem Zeitraum häufig erstmalig auf. Daraus ergibt sich, dass es bei einzelnen Symptomen schwierig ist, diese zuzuordnen. Sind für das veränderte Hautbild oder die zunehmenden Schmerzen die hormonellen Veränderungen des Klimakteriums verantwortlich oder ist es das zunehmende Alter?

1.10.2 Familiäre Veränderungen

Neben der hormonellen Unruhe des Klimakteriums finden in diese Zeit oftmals zusätzlich auch grundlegende Veränderungen im psychosozialen Umfeld statt. So fallen die Wechseljahre beispielsweise oftmals in eine Lebensphase des Umbruchs und der Neuorientierung. Denn unter Umständen treffen in der Lebensmitte – zwischen dem 45. und 55. Lebensjahr – mehrere Faktoren aufeinander, die zu einem Wandel der Lebenssituation beitragen, indem sie den Anstoß zur Neugestaltung geben.

So werden die Kinder erwachsen und gehen ihren eigenen Weg, sie verlassen das Haus und die Aufgaben als Mutter verändern sich. Der englische Begriff *empty nest syndrom* beschreibt dies anschaulich. Im Gegensatz dazu fällt bei spätgebärden Frauen die Pubertät der Kinder und das Klimakterium der Mutter zusammen – ebenfalls eine Konstellation die nicht immer einfach zu bewältigen ist. Sind die Kinder ausgezogen, bedeutet das auch für die Partnerschaft eine neue Situation – aus einer Familie wird wieder ein Paar. Dies führt unter Umständen dazu, dass die bestehende Partnerschaft hinterfragt wird. Gegebenenfalls stellt das Paar fest, dass es sich auseinander gelebt und entfremdet hat. Darüber hinaus kann auch eine veränderte Libido eine Rolle spielen (▶ Kap. 4.4.2).

Neben dem Verhältnis zu den Kindern und dem Partner unterliegt auch das Verhältnis zu den eigenen Eltern einem Wandel. Diese bedürfen der zunehmenden Unterstützung und werden unter Umständen pflegebedürftig. Auch der Tod und damit der schmerzhafte Verlust eines oder beider Elternteil kann in diese Lebensphase fallen. Dieser verstärkt die ohnehin zunehmenden Gedanken über den eigenen Tod, die durch das Überschreiten der Lebensmitte ausgelöst werden.

1.10.3 Persönliches Empfinden

Auf jeden Fall sind die Wechseljahre ein deutlicher Hinweis auf das Älterwerden und können somit eine intensive Auseinandersetzung mit diesem Thema anstoßen.

Das Erleben erster Alterserscheinung am eigenen Körper kann diese ebenso fördern, wie der Kontakt zu den Eltern, die bereits im Senium angekommen sind und die eigene Zukunft vor Augen führen. Im Zusammenhang mit dem Älterwerden spielt neben Themen wie einer zunehmenden Gebrechlichkeit, sowie möglicher kognitiver Einschränkungen, häufig auch der subjektive Verlust der eigenen Attraktivität eine Rolle. Insbesondere bei Frauen kann die Verlust von Jugend und Schönheit zu einer schwierigen Konfrontation mit dem eigenen Körper führen. Selbstverständlich ist Schönheit kein Privileg der Jugend, auch eine reife Frau kann eine tolle Ausstrahlung haben. Dennoch wird gerade in westlichen Gesellschaften häufig die Schönheit mit einem jugendlichen Aussehen assoziiert.

Im Berufsleben stellen sich in der Lebensmitte die Fragen nach dem bisher Erreichten sowie denn verbleibenden Möglichkeiten. Bei Frauen, die über Jahre zu Hause die Kindererziehung übernommen haben, entsteht oftmals eine gewisse Unsicherheit. Denn es ist nicht immer klar, ob beziehungsweise in welcher Form der Neustart ins Berufsleben gelingt.

Ob frau die Wechseljahre nun als ein Ende oder als einen Neuanfang sieht, das hängt von ihrer inneren Einstellung zu diesem Thema ab. Vermutlich sind die Jahre des Übergangs selten unkompliziert, dennoch kann eine positive Einstellung zum Leben und vor allem zur eigenen Zukunft den Umgang mit Veränderungen erleichtern.

> **Betroffene Frauen berichten…**
>
> „Mir geht es gut"
> Ich habe die Wechseljahre schon hinter mir. Allerdings empfand ich sie als etwas sehr Natürliches, eine notwendige Phase im Leben. Ich hatte keine Hitzewallungen, keine körperlichen Beschwerden und nahm auch keine Medikamente. Allerdings soll ich wohl in dieser Zeit öfter unleidlich und reizbar gewesen sein.

Denn bei allen Beschwerden, die das Klimakterium mit sich bringt, gibt es auch positive Veränderungen nach der Menopause. So freuen sich Frauen, die unter starken oder schmerzhaften Blutungen oder sonstigen Menstruationsbeschwerden leiden, über das Erreichen der Menopause. Denn sie beendet die monatlich wiederkehrenden Beschwerden endgültig und markiert den Beginn eines – zumindest in dieser Hinsicht – beschwerdefreien Lebens. Auch Migräne-Patientinnen profitieren zum Teil von den veränderten hormonellen Bedingungen nach der Menopause (▶ Kap. 4.3.6).

1.10.4 Kulturelle Unterschiede

Interessant ist die Beobachtung, dass in verschiedenen Kulturen die Jahre des Übergangs sehr unterschiedlich erlebt und bewertet werden. Als Beispiel ist Asien und hier vor allem Japan zu nennen. So ist in Japan der Anteil an Frauen, die die Wechseljahre als belastend wahrnimmt, deutlich geringer als beispielsweise in Nordamerika. So zeigen Studiendaten, dass Japanerinnen seltener unter Hitzewallungen und nächtlichen Schweißausbrüchen leiden als Frauen, die aus Nordamerika und Kanada stammen.

So leiden in Japan nur etwa 10 % der Frauen unter Hitzewallungen, während in der westlichen Welt ungefähr 70 % der weiblichen Bevölkerung diese Symptome erleben. Aber nicht nur das Ausmaß der Beschwerden, sondern auch der Zeitpunkt der Menopause variiert zwischen verschiedenen ethnischen Gruppen.

Über die möglichen Ursachen wird ebenso diskutiert wie über das tatsächliche Ausmaß des Unterschieds. Um die genauen Zusammenhänge wirklich verstehen und beurteilen zu können, sind weitere Untersuchungen in diese Richtung notwendig. So ist unklar, ob die Unterschiede auf die jeweilige Lebensweise, insbesondere die Ernährung, zurückzuführen sind. Unter Umständen könnte auch eine andere Sichtweise der Gesellschaft auf die alternde Frau ausschlaggebend sein. Genetische Faktoren spielen, wenn überhaupt, nur eine untergeordnete Rolle, denn Migrantinnen der zweiten Generation machen im Klimakterium ähnliche Erfahrungen wie einheimische Frauen.

2 Die Sexualhormone und der weibliche Zyklus

Die Regulation und Steuerung des weiblichen Zyklus unterliegt den Sexualhormonen sowie den ihnen übergeordneten Hormonen der Hypophyse und des Hypothalamus. Das komplexe Zusammenspiel dieser Hormone mit mehreren Feedback-Mechanismen ermöglicht das Heranreifen von Follikeln, die Ovulation sowie gegebenenfalls die Aufrechterhaltung einer Schwangerschaft. Mit der nachlassenden Produktion von Estrogenen und Gestagenen während der Wechseljahre kommt es zu grundlegenden Veränderungen innerhalb dieses hormonellen Regelkreises. Dabei haben die veränderten Hormonspiegel nicht nur Auswirkungen auf die Geschlechtsorgane, sondern machen sich auch an anderen Stellen im Körper auf vielfältige Weise bemerkbar.

2.1 Hormone des Hypothalamus und der Hypophyse

Der hormonelle Regelkreis der weiblichen Sexualhormone unterliegt der Kontrolle der Hypothalamus-Hypophysen-Achse. Dieser dreistufige Kontrollmechanismus sorgt für eine exakte Regulation der Hormonausschüttung. Die vom Hypothalamus freigesetzten Hormone werden auch als Releasing-Hormone bezeichnet. Sie steuern die Bildung und Ausschüttung der glandotropen Hormone der Hypophyse. Diese wiederum regulieren die Freisetzung von effektorischen Hormonen, welche von peripheren Drüsen produziert und ausgeschüttet werden. Effektorische Hormone entfalten ihre Wirkung an unterschiedlichen Zielzellen, die über die passenden Hormonrezeptoren verfügen. Gleichzeitig hemmen die effektorischen Hormone die Freisetzung von Hypothalamus- und Hypophysenhormonen. Dieser negative Feedback-Mechanismus ist entscheidend für die Regulation des hormonellen Gleichgewichts. Verschiedene Hormone, wie beispielsweise Glucocorticoide und Schilddrüsenhormone, nutzten diese Kontrollmechanismen bei der Steuerung ihrer Freisetzung.

Auch die Regulation der Sexualhormone beruht auf diesem hierarchischen Prinzip (o Abb. 2.1). Das beteiligte Releasing-Hormon ist hierbei das Gonadotropin-Releasing-Hormon (GnRH). Das Luteinisierende Hormon (LH) sowie das Follikel-stimulierende Hormon (FSH) sind die glandotropen Hormonen der Hypophyse. Die effektorischen Hormone unter den Sexualhormonen sind die verschiedenen Estrogen- und Gestagenderivate.

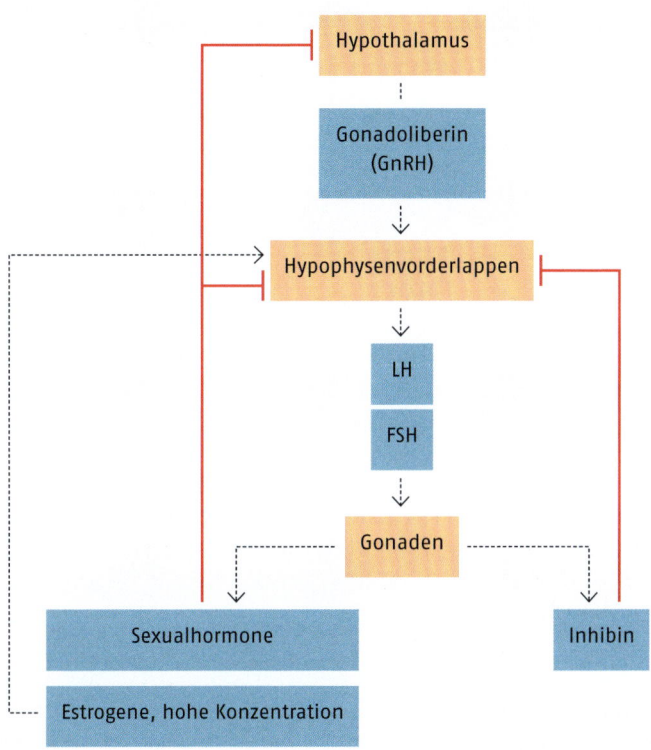

o Abb. 2.1 Regelkreis der Sexualhormone

Das Gonadotropin-Releasing-Hormon wird im Hypothalamus produziert und freigesetzt. Seine Ausschüttung erfolgt nicht kontinuierlich, sondern pulsatil, wobei sich das Zeitintervall zwischen den einzelnen Pulsen zyklusabhängig verändert. Während der ersten Zyklushälfte findet die Ausschüttung im 90-Minuten-Takt statt, während in der zweiten Hälfte etwa 3 Stunden zwischen den einzelnen Pulsen liegen. Interessanterweise wurde beobachtet, dass nur eine pulsatile Freisetzung von GnRH an der Hypophyse die Abgabe von LH und FSH stimuliert, wohingegen dauerhaft erhöhte GnRH-Werte zu einer verminderten FSH- und LH-Ausschüttung führen.

Die von der Hypophyse sezernierten Hormone, die die Produktion von Estrogenen und Gestagenen steuern, sind das Lutenisierende Hormon und das Follikel-stimulierende Hormon. FSH fördert, wie der Name bereits sagt, das Wachstum und die Reifung der Follikel im Ovar und führt somit zu einer vermehrten Estradiolproduktion. LH löst in der Zyklusmitte die Ovulation aus und sorgt im Anschluss für den Umbau des geplatzten Follikels zum Progesteron-produzierenden Gelbkörper.

Zu den Gonadotropinen gehört neben FSH und LH auch das humane Choriongonadotropin (HCG). Dieses wird im Gegensatz zu FSH und LH unabhängig von GnRH produziert und freigesetzt. HCG wird in der Schwangerschaft in der Plazenta gebildet und wirkt ähnlich wie LH über den LH-Rezeptor. Es dient vor allem der Aufrechterhaltung einer Schwangerschaft.

Estron	Estradiol	Estratriol
[$C_{18}H_{22}O_2$]	[$C_{18}H_{24}O_2$]	[$C_{18}H_{24}O_3$]

Abb. 2.2 Estrogene im Überblick

Damit ein geschlossener und funktionierender Regelkreis entsteht, in dem die Hormonfreisetzung den aktuellen Gegebenheiten angepasst wird, sind insbesondere die bereits erwähnten Feedback-Mechanismen von großer Bedeutung. Sie verhindern eine ungewollte, überschießende Hormonausschüttung, indem erhöhte Estrogen- und Gestagenspiegel die Freisetzung von GnRH sowie LH und FSH hemmen. Allerdings bilden sehr hohe, sogenannte überschwellige Estrogenspiegel eine Ausnahme. Sie lösen etwa in der Mitte des weiblichen Zyklus ein positives Feedback aus, infolgedessen es zur Ovulation kommt (▶ Kap. 2.5).

2.2 Estrogene

Die Estrogene (o Abb. 2.2) gehören zusammen mit den Gestagenen zu den effektorischen Hormonen im Regelkreis der Sexualhormone. Sie binden in verschiedenen peripheren Zielzellen an die passenden Rezeptoren und entfalten dadurch ihre Wirkung.

Das wichtigste Estrogen der fertilen Phase ist Estradiol. Es wird vor allem in den Ovarien, genauer gesagt in den Epithelzellen der Follikel, gebildet. Daneben spielt die Wirkung von Estron und Estratriol nur eine untergeordnete Rolle. Estron wird ebenfalls im Ovar, aber auch in im Fettgewebe gebildet. Kommt die Synthese von Estradiol nach der Menopause im Ovar zum Erliegen, gewinnt die Produktion von Estrogenen in peripheren Geweben wie Muskel- und Fettgewebe an Bedeutung. In der Postmenopause werden estrogene Effekte insbesondere durch Estron vermittelt.

Estrogene entfalten ihre **Wirkung** vor allem an den weiblichen Geschlechtsorganen (o Abb. 2.3). So führt Estradiol in der Pubertät zur Ausbildung der sekundären, weiblichen Geschlechtsmerkmale sowie einem verstärkten Wachstum der weiblichen Geschlechtsorgane. Daneben nimmt Estradiol Einfluss auf die Uterusschleimhaut und fördert deren Aufbau in der Proliferationsphase des weiblichen Zyklus.

Aber auch andere Organe sind Ziele des vielfältigen Hormons. Dazu gehören insbesondere Knochen und Leber. So fördert Estradiol den Knochenaufbau; fällt die Estradiolwirkung nach der Menopause weg, steigt das Osteoporoserisiko (▶ Kap. 4.6.3). In der Leber sorgen Estrogene für eine vermehrte Produktion von Gerinnungsfaktoren und weiteren Plasmaproteinen. Darüber hinaus senkt Estradiol über Stickstoffmonoxid vermittelt den peripheren Gefäßwiderstand (▶ Kap. 4.7) und führt gleichzeitig in höheren Konzentrationen zur Wasserretention. Auch eine stimmungsaufhellende und konzentrationsfördernde Wirkung ist für Estradiol bekannt. Fehlt nach der Menopause dieses Hormon,

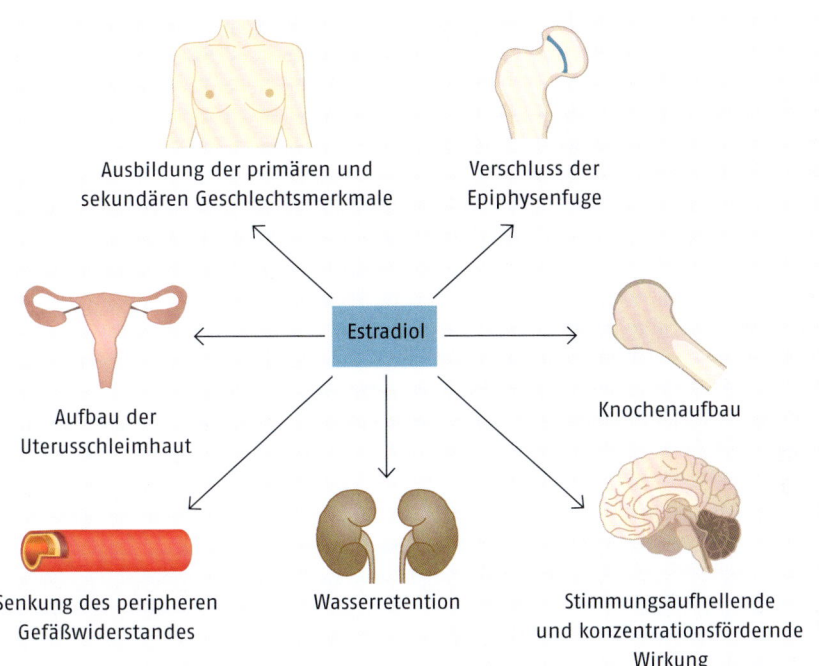

o **Abb. 2.3** Estradiol und seine Wirkungen

welches im Körper so unterschiedliche Effekte erzielt, sind die Folgen für viele Frauen spürbar und äußern sich in den typischen klimakterischen Beschwerden.

Vermittelt werden die verschiedenen Estrogenwirkungen über mehrere **Estrogenrezeptoren**. Diese nuklearen Rezeptoren fungieren als liganden-gesteuerte Transkriptionsfaktoren. Somit sind Estrogenrezeptoren intrazelluläre Rezeptoren, die nach der Bindung von Estradiol die Genexpression im Zellkern regulieren.

Bekannt sind der Estrogenrezeptor-α und der Estrogenrezeptor-β. Diese unterscheiden sich in ihrer Struktur sowie in ihrem gewebespezifischen Verteilungsmuster. So kommt ERα vor allem an Uterus, Ovar, Brustdrüse und Hypothalamus vor, wohingegen sich ERβ vermehrt am Knochen und am Ovar befindet.

Die vielfältigen Effekte werden durch ein Zusammenspiel mit unterschiedlichen Cofaktoren ermöglicht. Diese Cofaktoren wirken regulierend, so können Coaktivatoren die Genexpression bestimmter Gene verstärken, wohingegen Corepressoren diese unterdrücken können. Die Ausstattung an Cofaktoren und somit die erzielten Effekte sind abhängig von der jeweiligen Zielzelle.

Neben den beiden intrazellulären Rezeptoren ERα und ERβ ist auch ein weitere membranständiger Estrogenrezeptor bekannt. GPER1 vermittelt seine Effekte schneller als intrazelluläre Rezeptoren. Aufgrund seines weitverbreiteten Vorkommens im ZNS wird vermutet, dass kognitive Effekte, die durch Estrogene ausgelöst werden, über diesen Rezeptor vermittelt werden.

Therapeutische Anwendung finden neben Estradiol und Estriol, verschiedene Estradiolester, das synthetische und hochpotente Ethinylestradiol sowie sogenannte konjugierte Estrogene. Letztere werden aus dem Harn trächtiger Stuten isoliert (▶ Kap. 7.1.1).

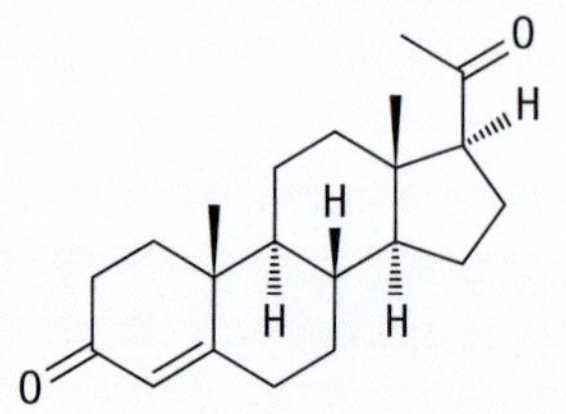

Abb. 2.4 Strukturformel von Progesteron [$C_{21}H_{30}O_2$]

Eine Besonderheit in der Therapie sind die selektiven Estrogenrezeptor-Modulatoren (SERM). Diese entfalten an unterschiedlichen Zielorganen estrogene und antiestrogene Effekte. Darüber hinaus wird mit Tibolon ein Derivat, dessen Metabolite neben estrogenen Effekten auch gestagene und androgene Wirkungen erzielen, therapeutische genutzt.

2.3 Gestagene

Die zweite wichtige Gruppe der effektorischen, weiblichen Sexualhormone sind die Gestagene. Deren einziges physiologisch vorkommendes Derivat ist das Progesteron (o Abb. 2.4). Dieses wird auch als Gelbkörperhormon bezeichnet, da es in der zweiten Zyklushälfte vom Gelbkörper gebildet wird.

Seine **Wirkungen** machen sich somit besonders in der Lutealphase des Zyklus bemerkbar. Progesteron ist für den Anstieg der basalen Körpertemperatur um 0,3 bis 0,5 °C in der zweiten Zyklushälfte verantwortlich. Daneben verändert sich durch den Progesteron-Einfluss in dieser Zeit auch die Uterusschleimhaut und wird zum Endometrium der Sekretionsphase umgebildet. Außerdem nimmt die Viskosität des Zervixsekrets zu.

Daneben ist Progesteron insbesondere für die Aufrechterhaltung einer Schwangerschaft wichtig und wird deshalb während der Schwangerschaft in großen Mengen von der Plazenta gebildet.

Die verschiedenen Wirkungen des Progesterons werden ebenfalls über intrazelluläre **Progesteronrezeptoren**, die die Genexpression beeinflussen, vermittelt. Bekannt sind zwei Rezeptortypen, die Progesteronrezeptoren A und B. Es gibt Hinweise, dass PR A vor allem inhibitorische Signale wie beispielsweise am Endometrium vermittelt, wohingegen über PR B insbesondere aktivierende Effekte, unter anderem an der Brustdrüse, übertragen werden.

Neben dem natürlichen Hormon Progesteron kommen auch verschiedene synthetische Derivate zur **therapeutischen Anwendung**. Diese verfügen neben ihrer gestagenen Wirkung über unterschiedlich ausgeprägte Partialwirkungen. Einige wirken antiandrogen, andere lösen mineralo- oder glucocorticoide Effekte aus (▶ Kap. 7.1.2).

2.4 Inhibin

Als weiteres Hormon ist Inhibin an den der Regulation der Sexualhormone beteiligt. Es wird insbesondere vom dominanten Graaf-Follikel produziert und hemmt ebenfalls im Sinn eines negativen Feedback-Mechanismus die hypophysäre FSH-Ausschüttung ohne die LH-Ausschüttung zu beeinflussen. In den Wechseljahren sinkt die Inhibinproduktion, infolgedessen steigt die FSH-Freisetzung (▸ Kap. 3.1).

2.5 Hormoneller Zyklus einer jungen, fertilen Frau

Das Zusammenspiel der beschriebenen Hormone ermöglicht in der reproduktiven Phase den weiblichen Zyklus. Durch die enge Verknüpfung der einzelnen Hormone wird ein regelmäßiger Zyklus möglich. Abweichungen werden vor allem in den ersten Jahren nach der Menarche sowie in der Perimenopause beobachtet. In diesen Phasen sind die einzelnen Zyklen starken Schwankungen unterworfen, auch anovulatorische Zyklen sind vergleichsweise häufig. Zwei bis drei Jahren nach der Menarche wird der Zyklus regelmäßiger und dauert im Durchschnitt etwa 28 Tage. Allerdings werden individuelle Unterschiede beobachtet, weshalb Zykluslängen von 25 bis 35 Tagen als normal gelten. Daneben können äußere Einflüsse wie Stress und ausgeprägte körperliche Belastungen zeitweise zu Zyklusunregelmäßigkeiten führen.

Der weibliche Zyklus beginnt jeweils mit dem Einsetzen der Menstruation und wird durch die Ovulation, welche etwa in der Zyklusmitte stattfindet, in zwei Hälften geteilt (o Abb. 2.5).

Die erste Hälfte des Zyklus wird als **Follikelphase** bezeichnet. Während dieser reifen in den Ovarien unter dem Einfluss von FSH, dem Follikel-stimulierenden Hormon, mehrere Follikel heran. Diese produzieren zunehmend Estradiol, sodass der Estradiolspiegel in der ersten Zyklushälfte kontinuierlich ansteigt. Die erhöhten Estradiolspiegel hemmen über ein negatives Feedback-Signal die Ausschüttung von FSH. Aus der Gruppe der reifenden Follikel entwickelt sich einer zum dominanten Graaf-Follikel. Dieser sezerniert Inhibin, welches die FSH-Freisetzung zusätzlich hemmt. Während die übrigen Follikel aufgrund der abnehmenden FSH-Stimulation degenerieren, schüttet der Graaf-Follikel innerhalb kurzer Zeit große Mengen Estradiol aus, sodass überschwellige Estradiolkonzentrationen erreicht werden. Unter deren Einfluss kommt es kurzfristig zu einem positiven Feedback auf die Hypophyse und somit zu einer vermehrten Abgabe von FSH und LH. Der daraus resultierende LH-Pick löst die Ovulation aus. Mit dem Eisprung beginnt die zweite Zyklushälfte, die auch als Gelbkörper- oder **Lutealphase** bezeichnet wird. Aus dem geplatzten Follikel entwickelt sich der Gelbkörper, der vermehrt Progesteron, aber auch Estradiol, produziert. Die hohen Progesteron- und Estradiolkonzentrationen führen über den negativen Feedback-Mechanismus dazu, dass die FSH- und LH-Spiegel auf ihr basales Niveau abfallen, wodurch der Gelbkörper langsam degeneriert. Da der Gelbkörper zugrundegeht, nimmt auch die Progesteronausschüttung wieder ab. Bis dahin ist die zweite Zyklushälfte jedoch aufgrund der vermehrten Progesteronproduktion durch den Gelbkörper von einer leicht erhöhten basalen Körpertemperatur gekennzeichnet.

Im Verlauf des Zyklus wird die Uterusschleimhaut unter dem Einfluss von Estrogenen und Gestagenen auf- beziehungsweise umgebaut. Während in den ersten Tagen des Zyklus die alte und zerstörte Schleimhaut abgestoßen wird, kommt es etwa ab Tag 5 des Zyklus unter der zunehmenden Estradiolwirkung zum erneuten Aufbau der Schleimhaut und somit zu einer Proliferation des Endometriums. Unter dem vermehrten Progesteron-Einfluss der zweiten Zyklushälfte wird der weitere Aufbau des Endometriums gebremst, gleichzeitig erfolgt der Umbau zum sekretorischen Endometrium. Dieses ist gut durchblutet und hat reichlich Glykogen eingelagert.

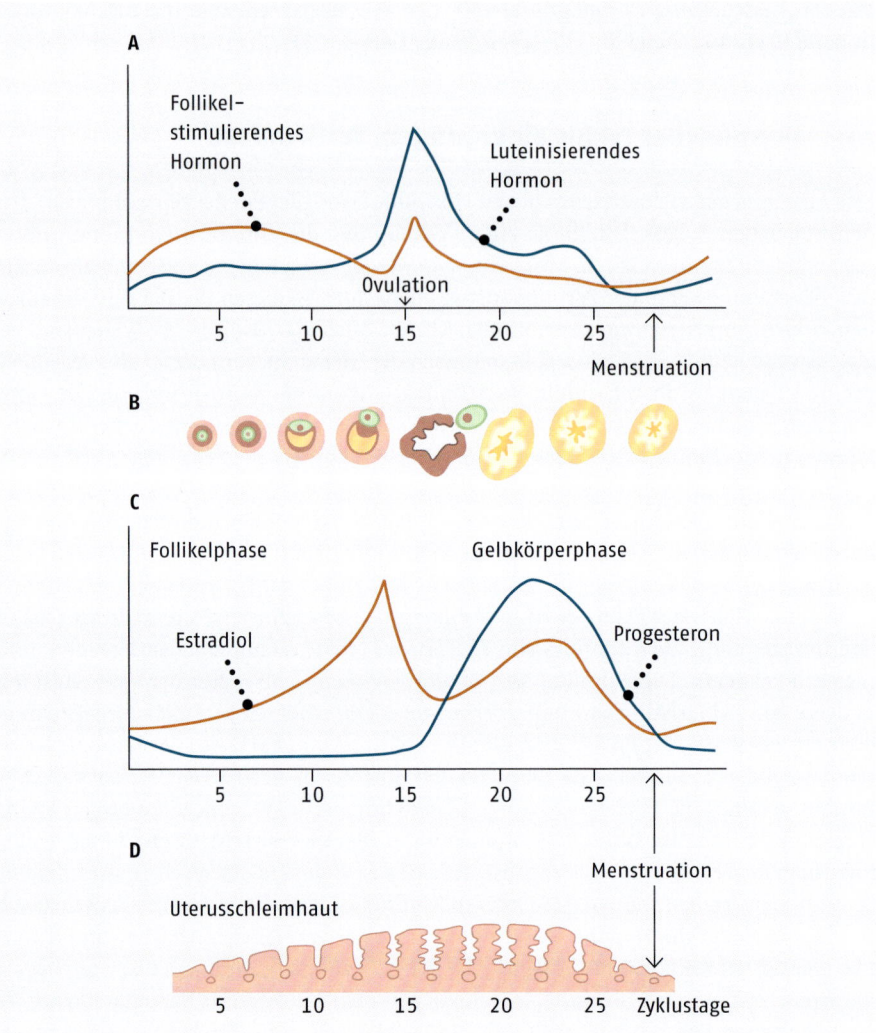

Abb. 2.5 Der weibliche Zyklus. **A** Zyklische Veränderung der Gonadotropinkonzentration und **B** davon abhängige Wirkungen auf den Funktionszustand der Follikel, **C** auf die Konzentrationen der Sexualhormone sowie **D** auf die Proliferation und Differenzierung der Uterusschleimhaut.

Wird die ausgestoßene Eizelle nicht befruchtet, fallen die Progesteronspiegel gegen Ende des Zyklus mit der Degeneration des Gelbkörpers ab. Durch die sinkenden Progesteronspiegel werden vermehrt Prostaglandine gebildet. Diese lösen die Abstoßung der Uterusschleimhaut und somit die Menstruation aus. Damit ist der Zyklus beendet und eine neuer beginnt.

3 Hormonelle Veränderungen während der Wechseljahre

In den Jahren um die Menopause verändert sich das hormonelle Gefüge grundlegend (o Abb. 3.1). Ausgangspunkt sind die regelmäßigen, zyklisch-schwankenden Hormonspiegel der jungen, fertilen Frau, Endpunkt die minimale Estrogen- und Gestagenproduktion sowie die daraus resultierenden stark erhöhten LH- und FSH-Spiegel der Postmenopause. In der dazwischenliegenden Übergangsphase unterliegen die verschiedenen Hormonspiegel unregelmäßigen und zum Teil sehr ausgeprägten Schwankungen.

Die hormonelle Umstellung ist ein Prozess, der schleichend beginnt und sich über mehrere Jahre erstreckt. Den Anstoß für diese Veränderungen gibt das alternde Ovar mit seiner abnehmenden Anzahl an Primordialfollikel. Diese bilden sich ab dem 35. Lebensjahr vermehrt zurück und gehen verloren. Auch die noch vorhandenen Primordialfollikel sind in die Jahre gekommen, was ihre Qualität mindert. Daraus ergibt sich, dass die Zahl der heranreifenden Follikel pro Zyklus immer weiter abnimmt. In Folge dieses Prozesses sinkt auch die Fertilität der Frau ab dem 37. Lebensjahr kontinuierlich ab (▶ Kap. 7.7).

3.1 Hormonspiegel in der Prämenopause

Erste Hinweise auf eine hormonelle Veränderung machen sich etwa ab dem 40. Lebensjahr bemerkbar. Der FSH-Spiegel steigt kontinuierlich an. Als mögliche Ursache gilt die abnehmende Inhibinsekretion. Aufgrund der erhöhten FSH-Spiegel ist die Follikelreifung in der ersten Hälfte des Zyklus beschleunigt. Als Folge des beschleunigten Heranreifens der Follikel, verkürzen sich die Zyklen tendenziell um wenige Tage und haben im Durchschnitt eine Dauer von etwa 26 Tagen. Ansonsten bleibt der weibliche Zyklus auch in dieser Zeit weitgehend regelmäßig.

Die Estradiolspiegel sind nicht grundsätzlich erniedrigt, vielmehr werden normale bis erhöhte Spiegel beobachtet. Die Progesteronspiegel sind zu Beginn dieser Phase ebenfalls erhöht. Im Vergleich zu den Estradiolkonzentrationen fallen die des Progesterons in der Regel früher ab. Eine mögliche Erklärung für die vermehrte Estradiol- und Progesteronproduktion ist die Beobachtung, dass häufiger als bei jüngeren Frauen zwei oder drei dominante Follikel gleichzeitig heranreifen. Dies erklärt auch die prozentuale Zunahme an zweieiigen Zwillingsschwangerschaften bei älteren Frauen.

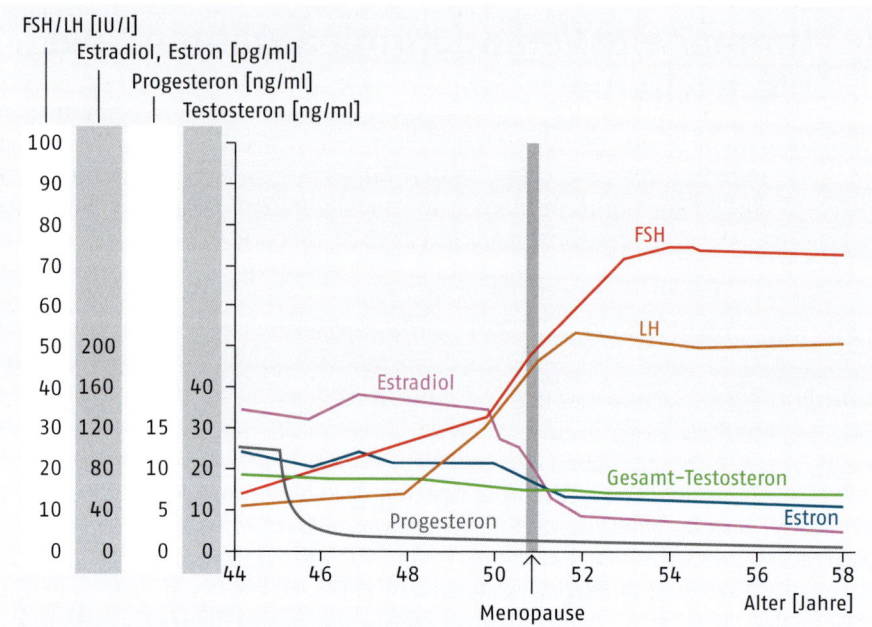

○ **Abb. 3.1** Veränderte Hormonspiegel im Verlauf

3.2 Hormonspiegel in der Perimenopause

Im weiteren Verlauf werden die verkürzten, aber regelmäßigen Zyklen der Prämenopause zunehmend unregelmäßig. Der Anteil an anovulatorischen Zyklen steigt, gleichzeitig kommt es vermehrt zu deutlich verlängerten Zyklen, die zwischen 60 und 90 Tagen andauern. Die in der Perimenopause auftretenden Menstruationsblutungen sind häufig verlängert und verstärkt, auch Menstruationsschmerzen treten vermehrt auf.

In dieser Zeit sind die Estradiolspiegel häufig erhöht, während die Progesteronspiegel bereits abgefallen sind. Dieses Ungleichgewicht von Estradiol und Progesteron führt zu einem vermehrten Aufbau der Uterusschleimhaut. So kommt es infolgedessen zu verstärkten und verlängerten Blutungen. Ursache des Progesteronmangels ist die nachlassende Funktion des Gelbkörpers bis hin zur Gelbkörperinsuffizienz mit einer deutlich verkürzten Lutealphase. Gleichzeitig sind in der Perimenopause auch Schmier- und Zwischenblutungen keine Seltenheit. Sie werden ebenfalls durch den Mangel an Progesteron begünstigt.

Betroffene Frauen berichten…

Die Hormone fahren Achterbahn

Im Alter zwischen 42 und 50 Jahren hatte ich mit starken und unregelmäßigen Blutungen zu kämpfen. Die Gebärmutter war so stark vergrößert, dass die Ärzte sie entfernen wollten. Aber das lehnte ich ab – zum Glück – denn mit der Zeit hat sie sich wieder verkleinert.

Außerdem werden ausgeprägten Konzentrationsschwankungen für LH und FSH beobachtet. Ihre Plasmaspiegel sind von unregelmäßigen Spitzen und sich anschließenden Abfällen gekennzeichnet. Insgesamt zeichnet sich eine merkliche Erhöhung von LH und FSH im Vergleich zum normalen Zyklus ab. So wird versucht das Ovar zur Produktion von Estrogenen und Gestagenen anzuregen. Doch immer seltener reifen Follikel heran, die Zyklen werden zunehmend länger und die Menstruationsblutungen wieder schwächer. Schließlich kommt nach der Menopause, der letzten Blutung, die Follikelreifung und somit die Hormonproduktion im Ovar vollständig zum Erliegen.

3.3 Hormonspiegel in der Postmenopause

In der Postmenopause sind FSH und LH weiterhin stark erhöht. Aufgrund der niedrigen Estradiol- und Progestronspiegel wirkt kein negatives Feedback auf die Hypophyse ein, sodass vermehrt LH und FSH produziert und sezerniert werden.

Trotz der ständigen Stimulation durch LH und FSH ist das Ovar nicht mehr in der Lage Estrogene und Gestagene zu produzieren. Somit sind die Progesteron- und Estradiolspiegel dauerhaft stark erniedrigt. Die Werte für Estradiolspiegel liegen nach der Menopause etwa bei 20–30 pg/ml. Im Vergleich, bei jungen Frauen liegt der basale Estradiolspiegel bei 50 pg/ml und erreicht im Zyklusverlauf Spitzen von 200 pg/ml. Trotz des sehr niedrigen Levels unterliegen die Estradiolspiegel auch in den frühen postmenopausalen Jahren zum Teil spürbaren Schwankungen. Mit fortschreitendem Alter sinken diese weiter ab, sodass die periphere Produktion im Muskel- und Fettgewebe zunehmend an Bedeutung gewinnt. In Folge des Mangels an weiblichen Sexualhormonen kommt es zur Atrophie des Endometriums.

4 Klimakterischer Beschwerdekomplex

Unter dem klimakterischen Beschwerdekomplex wird eine Reihe von Symptomen zusammengefasst die mit den Wechseljahren assoziiert sind. Dazu gehören als wichtigstes Beschwerdebild die vasomotorischen Symptome wie Hitzewallungen und Schweißausbrüche. Daneben spielen vor allem psychische Probleme wie depressive Verstimmungen und Angst, Schlafstörungen, vaginale Trockenheit oder Veränderungen an Haut und Haaren eine Rolle.

Diese Symptome korrelieren mehr oder weniger ausgeprägt mit dem Abfall des Estrogenspiegels während des Klimakteriums. Ein direkter Zusammenhang ist für die Hitzewallungen nachgewiesen, bei anderen Beschwerden sind die Zusammenhänge weniger eindeutig und eine Abgrenzung zwischen den Symptomen der Wechseljahre sowie Alterserscheinungen, deren Beginn oftmals ebenfalls in diese Zeit fällt, schwierig.

Zwar hat der sinkende Estrogenspiegel Auswirkung auf eine Vielzahl an Organen und kann somit das Auftreten bestimmter Symptome begünstigen. In vielen Fällen entstehen diese aber als Folge eines multifaktoriellen Geschehens, sodass andere Faktoren wie die Lebensumstände oder das Alter ebenfalls eine wichtige Rolle spielen.

So lässt sich für einige Beschwerden, wie Stimmungsschwankungen, Depressionen, sexuelle Probleme, Blasenschwäche oder Muskel- und Gelenkschmerzen, kein eindeutiger Zusammenhang mit den hormonellen Veränderungen der Wechseljahre nachweisen. Darüber hinaus sind auch Männer beziehungsweise Frauen in anderen Lebensphasen von derartigen Beschwerden betroffen, dies ist ein weiterer Hinweis auf mögliche andere Ursachen.

Individuell unterschiedlich ist der Zeitraum, über den die Beschwerden andauern. Die Zeitspanne reicht von wenigen Monaten bis mehreren Jahren.

Auch bei der Intensität und Dauer der Beschwerden gibt es sehr große individuelle Unterschiede. Bei den vasomotorischen Symptomen reicht die Bandbreite von nahezu beschwerdefrei bis zu ausgeprägter Symptomatik, die die Lebensqualität erheblich beeinträchtigt. Der Median für die Gesamtdauer der Hitzewallungen liegt bei etwa sieben Jahren. Somit erlebt die Hälfte der Frauen vasomotorische Beschwerden, die länger als sieben Jahre andauern. Besonders Frauen, die bereits frühzeitig in der Perimenopause Hitzewallungen erleben, leiden viele Jahre unter diesen. In diesem Fall liegt der statistische Median für die Dauer der vasomotorischen Beschwerden bei etwa 12 Jahren. Im Gegensatz dazu sind Frauen, welche die „fliegenden Hitze" erstmals postmenopausal wahrnehmen, tendenziell kürzer und somit nur wenige Jahre von vasomotorischen Beschwerden betroffen, die mediane Dauer liegt dann bei etwa drei Jahren. Trotz der individuellen Unterschiede in der Länge des Zeitraums, in dem Hitzewallungen und Schweißausbrüche die einzelne Frau begleiten, verschwinden diese früher oder später vollständig.

Besonders bei Frauen, die lange Jahre unter Hitzewallungen leiden, ist der Ausschluss einer anderen Erkrankung als Ursache für die Beschwerden sehr wichtig. Insbesondere eine Schilddrüsenüberfunktion kann eine ähnliche Symptomatik mit verändertem Temperaturempfinden, vermehrter Schweißbildung und Herzrasen auslösen. Daneben sind Hypertonie und Diabetes mellitus Erkrankungen, die als Differenzialdiagnose in Betracht kommen.

Exkurs: Schilddrüse
Die Schilddrüse gehört zu den wichtigsten endokrinen Organen des menschlichen Körpers. Denn Triiodthyronin, die aktive Form von L-Thyroxin, ist ein sehr wichtiges Hormon innerhalb des Energiestoffwechsels und erfüllt in diesem Zusammenhang an verschiedenen Organen seine Aufgaben als regulierender Botenstoff. In Folge einer Schilddrüsenüberfunktion kann es zu vermehrtem Schwitzen, Herzrasen und Nervosität kommen. Diese Symptome ähneln denen der Wechseljahresbeschwerden, sodass eine Kontrolle der Schilddrüsenhormone gerade im Klimakterium sinnvoll ist.
Gleichzeitig kann es durch eine Hormontherapie zu einem veränderten Bedarf an Schilddrüsenhormonen kommen, da Estrogene die Konzentration an Thyroxin-bindendem Globulin (TBG) erhöhen, wodurch die Konzentration an freiem L-Thyroxin sinkt. Um dies auszugleichen wird über den negativen Feedback-Mechanismus vermehrt TSH sezerniert, und infolgedessen mehr L-Thyroxin ausgeschüttet. Damit mehr L-Thyroxin an die Blutbahn abgegeben werden kann, muss auch die Produktion erhöht werden. In der Regel ist die Schilddrüse dazu in der Lage. Gegebenenfalls ist es bei Patientinnen mit einer bestehenden Hypothyreose notwendig die L-Thyroxin-Dosis anzupassen.
Da in der frühen Perimenopause typischerweise die Estrogenspiegel noch hoch-normal sind, während die Serumkonzentration des Progesterons bereits abgefallen ist, kommt es in diesem Zeitraum häufig zu einer Schilddrüsenunterfunktion. Hintergrund ist ebenfalls der Einfluss der Estrogene auf das Thyroxin-bindende Globulin.
Der natürliche Estrogenmangel der Postmenopause scheint jedoch keinen klinisch-relevanten Einfluss auf den TBG-Spiegel zu haben.

Allerdings sind nicht alle Begleiterscheinungen der Wechseljahre lediglich vorübergehende Begleiter. Einige Folgen des Estrogenmangels wie beispielsweise die vaginale Atrophie sowie die Veränderungen an Haut und Haaren persistieren im Senium.

Fällt die schützende Estrogenwirkung auf Knochensubstanz und das kardiovaskuläre System nach der Menopause weg, steigt das Risiko für Osteoporose (▶ Kap. 4.6.3) beziehungsweise Herz-Kreislauf-Erkrankungen (▶ Kap. 4.7). Diese entwickeln sich über Jahre und Krankheitsfälle werden vermehrt erst nach Jahren und Jahrzehnten beobachtet.

4.1 Beschwerden an den weiblichen Geschlechtsorganen

4.1.1 Zyklusunregelmäßigkeiten

Beginnend mit leicht verkürzten Zyklen in der Prämenopause, über sehr unregelmäßige Menstruationen in der Perimenopause bis zu irregulären Blutungen in der Postmenopause – Menstruationsstörungen sind typische Begleiter der Wechseljahre. Lediglich in Einzelfällen sind die Blutungen bis zur Menopause weitgehend regelmäßig.

Bei einem Großteil aller Frauen kommt es in der Perimenopause zu deutlich verlängerten Zyklen, die zwischen 60 und 90 Tagen andauern. Diese treten vor allem zu Beginn des menopausalen Übergangs im Wechsel mit Zyklen in normaler Länge auf. Die Menstruation ist während dieser Zeit häufig verstärkt beziehungsweise verlängert. Außerdem werden die Blutungen vermehrt von Menstruationsschmerzen begleitet. Daneben sind Schmierblutungen in dieser Phase der hormonellen Umstellung vergleichsweise häufig (▶ Kap. 1.8).

> **Betroffene Frauen berichten…**
>
> **Der Bauch**
> Das Thema PMS war mir ja durchaus vertraut, vor allem was den Bauch betraf. Zwei Tage vor Einsetzen der Regel war er aufgetrieben und schmerzempfindlich. Peinliche Blähungen und krampfartige Bauchschmerzen waren dann die Konsequenz.
> Jetzt mit diesen starken und unregelmäßigen Blutungen in den Wechseljahren hält diese Phase „vor den Tagen" eine Woche und länger an. Man sehnt den Beginn der Menses regelrecht herbei.

4.1.2 Blutungen nach der Menopause

Auch in der Postmenopause kommt es bei etwa 10 % aller Frauen zu Blutungen. Mögliche Ursachen sind eine Hormontherapie, Übergewicht sowie Endometriumskarzinome. Aufgrund der vermehrten Estrogenwirkung während der Perimenopause bei gleichzeitig reduziertem Progesteron-Einfluss steigt das Risiko für proliferative Veränderungen an der Gebärmutterschleimhaut. Um ein Karzinom auszuschließen sollten Blutungen in der Postmenopause immer ärztlich abgeklärt werden.

4.1.3 Brustspannen

Darüber hinaus berichten Frauen in der Perimenopause vermehrt über Spannungsgefühle an der Brust. Diese werden zum Teil als unangenehm und schmerzhaft wahrgenommen. Allerdings machen sich spannende, schmerzende Brüste nicht ausschließlich bei Frauen in den Wechseljahren bemerkbar, etwa 40–60 % aller Frauen kennen diese Beschwerden. Sie sind in der Regel zyklusabhängig, besonders häufig machen sie sich einige Tage vor Beginn der Menstruation bemerkbar. Sind die Beschwerden stark ausgeprägt, besteht möglicherweise ein Prämenstruelles Syndrom (PMS) (▶ Kap. 4.3.1). Neben Spannungsgefühlen in der Brust ist auch ein Anschwellen der Brust nicht ungewöhnlich, viele Frauen reagieren darüber hinaus an diesen Tagen empfindlicher auf Berührungen und Druck.

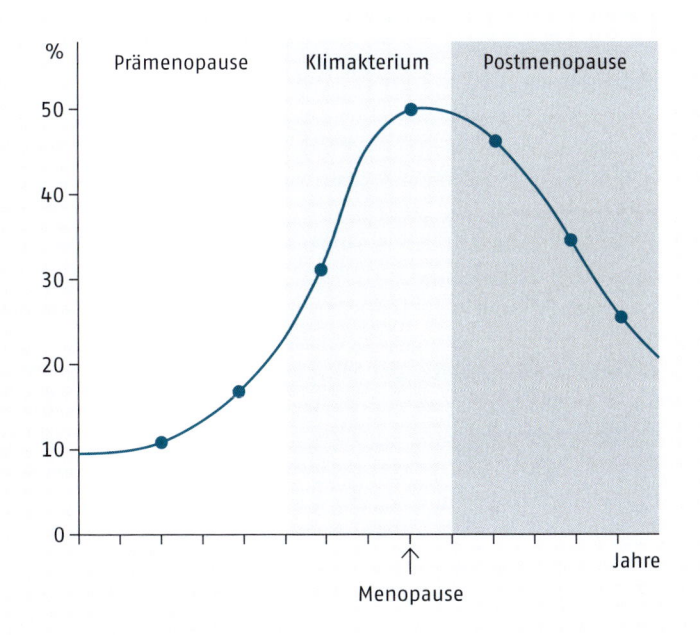

Abb. 4.1 Frauen mit Hitzewallungen

Als Ursache für schmerzhafte Spannungsgefühle in der Brust gelten die hormonellen Schwankungen des weiblichen Zyklus. Die ausgeprägten hormonellen Schwankungen der Perimenopause und insbesondere der frühe Abfall des Progesteronspiegels begünstigen Beschwerden an der Brust. Denn Progesteron reduziert Wassereinlagerungen ins Gewebe; fällt die hemmende Progesteronwirkung weg, kommt es durch die dominierende Wirkung der Estrogene vermehrt zu Flüssigkeitsansammlungen. Diese können sich in den Brüsten, aber vor allem auch in den Beinen, bemerkbar machen. Da die Symptome häufig zeitlich an den Beginn der Menstruation gekoppelt sind, kommen und gehen diese in der Perimenopause ebenso unregelmäßig wie die Monatsblutung.

Auch zu Beginn einer Hormontherapie (HT) können Spannungsgefühle und Brustschmerzen als unerwünschte Wirkungen auftreten, diese bessern sich häufig einige Wochen nach Therapiebeginn. Ist dies nicht der Fall, empfiehlt es sich die Schwierigkeiten mit dem behandelnden Frauenarzt zu besprechen. Unter Umständen kann durch eine Anpassung der Therapie erreichen werden, dass sich die Beschwerden bessern.

Darüber hinaus wandelt sich das Brustgewebe, so nimmt der Anteil an eingelagertem Fettgewebe sowie Bindegewebe zu, während sich das Drüsengewebe zurückbildet, auch Zysten, gutartige Knötchen im Gewebe, werden häufiger. Dennoch ist es notwendig derartige Veränderungen ärztlich abklären zu lassen, denn mit zunehmendem Alter steigt auch das Risiko für Krebserkrankungen.

4.2 Vasomotorische Beschwerden

4.2.1 Hitzewallungen und Schweißausbrüche

Ein wichtiges Leitsymptom der Wechseljahre sind Hitzewallungen und Schweißausbrüche. Im Jahr vor der Menopause sowie in den ersten drei Jahren nach dieser sind über 70 % aller Frauen in Europa und der USA von vasomotorischen Symptomen betroffen (o Abb. 4.1). Wobei etwa ein Drittel unter massiven Beschwerden leidet. In Japan ist der Anteil der betroffenen Frauen deutlich niedriger und liegt bei etwa 10 %. Die Ursachen dieser ausgeprägten Unterschiede sind zurzeit noch nicht vollständig geklärt. Es wird vermutet, dass der Lebensstil und die Ernährung möglicherweise eine bedeutende Rolle spielen (▶ Kap. 12).

Die Anzahl, Dauer und Intensität der Hitzewallungen sind individuell sehr unterschiedlich. Die Beschreibungen betroffener Frauen reichen von wenigen Episoden in der Woche bis zu 20 Hitzewallungen pro Tag. Während manche Frauen berichten nur über einen Zeitraum von wenigen Monaten Hitzewallungen zu spüren, ist die „fliegende Hitze" für andere ein jahrelanger Begleiter. Über besonders ausgeprägte vasomotorische Symptome berichten Frauen, bei denen die Wechseljahre durch eine medizinische Behandlung (Operation, Strahlen- oder Chemotherapie) induziert wurde (▶ Kap. 5).

Hitzewallungen sind ein plötzlich auftretendes Phänomen, welches zeitlich in der Regel auf wenige Minuten begrenzt ist. Hierbei kommt es zu einer subjektivempfundenen Temperaturerhöhung, die sich wie eine Welle über den Körper oder einzelne Körperregionen ausbreitet. Diese wird individuell unterschiedlich als leichte Wärme bis intensive Hitze beschrieben. Die Bezeichnung „fliegende Hitze" umschreibt diese Erfahrung sehr passend. Im englischsprachigen Raum erfolgt darüber hinaus eine Abgrenzung zwischen Flash und Flush. Mit dem Begriff „hot flash" werden die auf- oder absteigende Wärmewellen bezeichnet, wohingegen „red flush" das Erröten der Haut beschreibt. Typischerweise wird eine Hitzewallung von einem ebenso unangenehmen Schweißausbruch begleitet.

4.2.2 Tachykardie

Ergänzend kann es zu Herzklopfen oder Herzrasen sowie Schwindel kommen. Im Anschluss an eine Hitzewallung frieren oder zumindest frösteln die betroffenen Frauen. Die Hitzewallungen treten anfangs meist nachts sowie in den frühen Morgenstunden auf, später auch tagsüber. Nächtliche Hitzewallungen können den Schlaf der betroffenen Frauen empfindlich stören (▶ Kap. 4.3.3). Dies wiederum führt zu Müdigkeit und Konzentrationsstörungen am Tag.

4.2.3 Thermoregulation

Hitzewallungen werden ausgelöst durch eine gestörte Thermoregulation. Ein „Kontrollzentrum" im Hypothalamus ist für die Regulierung der Körpertemperatur verantwortlich. Bei Abweichungen vom Sollwert löst dieses „Kontrollzentrum" Mechanismen aus, die für eine schnelle Anpassung der Körpertemperatur sorgen. Ist die Körpertemperatur höher als der Sollwert, wird durch Vasodilatation von Gefäße die Durchblutung der Haut verstärkt sowie durch vermehrtes Schwitzen die Temperatur gesenkt und an den Sollwert angepasst. Im umgekehrten Fall ziehen sich die Blutgefäße der Haut zusammen und die Wärmeproduktion des Körpers wird unter anderem durch Kältezittern erhöht – der Körper friert.

Die abfallenden Estradiolspiegel wirken modulierend auf dieses „Kontrollzentrum" ein, sodass es vermutlich über verschiedene Neurotransmitter zu einer Verschiebung des Sollwerts beziehungsweise einer Verengung der thermoneutralen Zone – dem Temperaturbereich in dem keine Anpassungen vorgenommen werden – kommt.

Bei manchen Frauen machen sich die Hitzewallungen und Schweißausbrüche bereits frühzeitig – mehrere Jahre vor der Menopause – bemerkbar. Zu diesem Zeitpunkt sind die Estradiolspiegel noch nicht so stark gesunken um das Phänomen vollständig erklären zu können, sodass über die Beteiligung weiterer hormoneller Faktoren als Ursache für die Entstehung von vasomotorischen Beschwerden diskutiert wird. Sowohl die erhöhten FSH-Werte als auch der Progesteronabfall könnten in diesem Zusammenhang eine Rolle spielen.

4.2.4 Weitere Ursachen

Neben den veränderten Hormonspiegeln des menopausalen Übergangs beziehungsweise der frühen Postmenopause kann es auch andere Ursachen für Hitzewallungen geben, diese Möglichkeiten sollten ebenfalls in Betracht gezogen und entsprechend abgeklärt werden. Dazu gehören eine Schilddrüsenüberfunktion, aber auch Erkrankungen des Herz-Kreislauf-Systems und Angststörungen sowie in sehr seltenen Fällen Karzinome.

4.3 Psychische Beschwerden und Auswirkungen auf das ZNS

Zum Teil kontrovers diskutiert werden die Auswirkungen der weiblichen Sexualhormone auf das zentrale Nervensystem. Bekannt ist, dass sowohl Estrogene als auch Gestagen ZNS-aktive Hormone sind.

So fördert Estradiol die Konzentration und Leistungsfähigkeit und wirkt darüber hinaus stimmungsaufhellend. Auf zellulärer Ebene nehmen die Zahl und die Größe von Neuronen unter einem vermehrten Estradiol-Einfluss zu, auch die Ausbildung von synaptischen Verbindungen wird durch Estradiol stimuliert. Außerdem verbessert Estradiol die zerebrale Durchblutung sowie die Glucosemetabolisierung im Gehirn. Somit werden Estradiol verschiedene neuroprotektive Effekte zugesprochen.

Im Gegensatz dazu reduziert Progesteron die Anzahl an Neuronen. Darüber hinaus wirkt Progesteron dämpfend, anxiolytisch und sedierend. Diese Effekte werden über den $GABA_A$-Rezeptor vermittelt. Gleichzeitig beeinflussen sowohl Estradiol als auch Progesteron das serotonerge Gleichgewicht, indem sie den Serotoninabbau über die Monoaminoxidase modulieren. Estradiol hemmt den Abbau, wohingegen Progesteron diesen fördert.

4.3.1 Stimmungsschwankungen

Reizbarkeit, Stimmungsschwankungen und depressive Phasen werden mit den hormonellen Veränderungen der Wechseljahre in Verbindung gebracht. Gleichzeitig zeigen Studien, dass Frauen in den Wechseljahren nicht häufiger an Depressionen erkranken als während anderer Lebensphasen.

Die Depression ist eine Erkrankung mit komplexer Pathogenese und entsteht durch das Zusammenwirken mehrerer negativer Einflussfaktoren. Auf molekularer Ebene wird eine Abnahme von Serotonin und Noradrenalin im synaptischen Spalt mit der Entstehung von Depressionen in Verbindung gebracht.

Als Auslöser für depressive Verstimmungen während des menopausalen Übergangs sind vor allem psychische Belastungen anzusehen, die aus dem sozialen Umfeld sowie den Veränderungen dieses Lebensabschnitts entstehen. Dazu gehören unter anderem die intensive Auseinandersetzung mit dem „Älter werden", gegebenenfalls der Tod der eigenen Eltern sowie das Abnabeln der Kinder („empty-nest-syndrome"). Darüber hinaus beeinflussen Faktoren wie Bildungsabschluss, Einkommen, Partnerschaft und persönlicher Gestaltungsfreiraum die seelische Stabilität.

> **Betroffene Frauen berichten...**
>
> **„Alles überstanden"**
> Im Rückblick kann ich sagen, dass die Wechseljahre für mich eine Phase der Umorientierung waren, verbunden mit starken Emotionen. Glücklicherweise hatte ich weniger körperliche Beschwerden, sodass ich nie Hormone nehmen musste. Mit 51 Jahren hatte ich meine letzte Blutung. Das war befreiend!

Daneben kann bei entsprechender Prädisposition auch ein Zusammenhang mit einem raschen Abfall der Estrogenspiegel bestehen. Dass schwankende Hormonspiegel – vor allem Zeiten des Estrogenmangels – bei prädispositionierten Frauen Einfluss auf die Stimmung nehmen, zeigt sich nicht nur in den Wechseljahren, sondern auch nach der Geburt eines Kindes (Postpartale Depression) sowie in Form des Prämenstuellen Syndroms (PMS). Frauen, die in jungen Jahren unter dem PMS und insbesondere unter einer prämenstruellen dysphorischen Störung (PMDS) leiden, entwickeln in den Wechseljahren oftmals ebenfalls psychische Beschwerden. Es wird vermutet, dass es durch den Estrogenmangel zu einer Abnahme der serotonergen Aktivität kommt. Für einen möglichen Zusammenhang zwischen Estradiol und Serotonin spricht auch das Ansprechen von Wechseljahresbeschwerden auf eine Therapie mit SSRI (▶ Kap. 9.1).

Exkurs: Prämenstruelles Syndrom (PMS)

Etwa jede dritte Frau im gebärfähigen Alter leidet unter einem PMS. Dahinter verbirgt sich eine Erkrankung, die bei den betroffenen Frauen etwa vier bis zehn Tage vor Beginn der Menstruation für Beschwerden sorgt. Die Intensität sowie die Art der Beschwerden variiert sehr ausgeprägt von Frau zu Frau. Typische **Symptome** eines PMS sind Brustspannen, Wassereinlagerungen, Blähungen und Stimmungsschwankungen.

Als mögliche **Ursache** wird eine Störung des Serotonin- und/oder Prolaktinspiegels angenommen, wobei die genauen Zusammenhänge nicht bekannt sind. Diese und weitere Faktoren werden unter dem Begriff der psychoendokrinen Dysfunktion zusammengefasst. Er beschreibt das gestörte Gleichgewicht von Hormonen und Neurotransmittern, welches vermutlich die Beschwerden auslöst. Vor allem zwischen dem neuronalen Botenstoff Serotonin und den weiblichen Sexualhormonen besteht eine enge Verbindung, sodass sich die hormonellen Schwankungen des weiblichen Zyklus auch auf die Serotoninspiegel auswirken.

Eine Einteilung des PMS kann anhand der Hauptsymptome erfolgen:

PMS-A (Anxiety): Angst, Reizbarkeit, Nervosität
PMS-H (Hydratation): Gewichtszunahme, Brustschwellung, Ödembildung
PMS-C (Craving): Heißhunger auf Kohlenhydrate, Appetitsteigerung, Müdigkeit, Migräne
PMS-D (Depression): Depression, Lethargie, Schlaflosigkeit

Je nach Schwere der Symptome kann es sich bei einem PMS um eine behandlungsdürftige Erkrankung handeln. Therapieoptionen sind bei leichten Beschwerden Phytopharmaka, die Auszüge aus dem Mönchpfeffer enthalten, alternativ werden Hormone beispielsweise in Form von Oralen Kontrazeptiva sowie Antidepressiva aus der Gruppe der Selektiven Serotonin-Reuptake-Inhibitoren eingesetzt.

4.3.2 Angststörungen

Hormonelle Veränderungen können Angststörungen beeinflussen, sodass es in der Perimenopause oder durch den Beginn einer HT vermehrt zu Anspannung und Angstgefühlen kommen kann. Insbesondere die anxiolytische Wirkung des Progesterons ist in diesem Zusammenhang interessant.

Bei der Entstehung von Angststörungen spielen – ebenso wie bei Depressionen – psychosoziale und genetische Faktoren eine weitaus größere Rolle als der Einfluss der Sexualhormone.

4.3.3 Schlafstörungen

Während der Wechseljahre kann es vermehrt zu Schlafstörungen kommen. Bei den betroffenen Frauen ist besonders die Einschlafzeit verlängert, aber auch die Schlafarchitektur verändert sich. Schlafphase IV, die mit einem besonders tiefen Schlaf einhergeht, wird nur noch sehr selten erreicht, daneben sind vor allem die REM-Phasen verkürzt. REM-Schlafphasen sind gekennzeichnet durch die namensgebenden schnellen Augenbewegungen (Rapid Eye Movement). Sie sind vermutlich besonders für das Gedächtnis sowie verschiedene Lernprozesse wichtig, darüber hinaus besteht ein Zusammenhang zwischen den REM-Phasen und dem nächtlichen Träumen. Außerdem wird der Schlaf mit zunehmendem Alter häufiger durch nächtliches Erwachen unterbrochen. In den Wechseljahren stören besonders nächtliche Hitzewallungen die Nachtruhe, da die Betroffenen an den Hitzewallungen erwachen. Daneben wird vermutet, dass der Estrogenmangel und sein Einfluss auf das Gleichgewicht der Neurotransmitter Serotonin und Noradrenalin, Schlafstörungen verstärkt.

Dass sich der Schlaf mit zunehmendem Alter verändert, ist nicht ausschließlich eine Folge der Wechseljahre. Eine viel größere Rolle spielen die Veränderungen des Melatonin-Stoffwechsels. Melatonin ist ein Hormon, welches aus Serotonin gebildet wird und das Einschlafen steuert. Seine Produktion und Ausschüttung ist an den Tag-Nacht-Rhythmus gekoppelt und diese sinkt im Alter. Interessanterweise wird vermutet, dass ein Zusammenhang zwischen der Melatoninsekretion und der Hypothalamus-Hypophysen-Ovar-Achse besteht, allerdings stehen Untersuchungen, die dies bestätigen, noch aus.

Schlafstörungen sind für die betroffenen Personen sehr belasten und führen unter Umständen auch tagsüber zu Einschränkungen. Die Folge von gestörten nächtlichen Ruhephasen sind Müdigkeit und Abgeschlagenheit am Tag, aber auch Konzentration und

Leistungsfähigkeit können eingeschränkt sein. Darüber hinaus können Schlafstörungen das Entstehen von Depressionen fördern und umgekehrt.

Nach der Menopause nimmt außerdem der Anteil der Frauen, die unter einer Schlafapnoe leiden, zu. Bei entsprechender Symptomatik sollte eine Schlafapnoe in Betracht gezogen und abgeklärt werden. Anhaltende Müdigkeit kann aber auch ein Hinweis auf eine Anämie sein – aufgrund der verlängerten und starken Menstruationsblutungen der Wechseljahre kommt es vermehrt zu einem Eisenmangel.

4.3.4 Konzentrationsstörungen

Konzentrationsschwächen sowie Störungen des Gedächtnisses treten in höherem Lebensalter vermehrt auf. Die positiven Effekte des Estradiols auf Konzentration und Gedächtnis sind bekannt. So ist das sprachliche Ausdrucksvermögen und das visuelle Gedächtnis von Frauen, die vorzeitig und somit vor dem 40. Lebensjahr die Menopause erlebten, im Alter schlechter als von Frauen, die sich mit Anfang 50 im menopausalen Übergang befanden.

4.3.5 Alzheimer-Demenz

Ein Zusammenhang zwischen dem Estrogenmangel der Postmenopause und der Alzheimer-Erkrankung als einer Form der Demenz wird diskutiert.

Die Alzheimer-Demenz ist eine neurodegenerative Erkrankung. Vermutlich führt die Ablagerung von neurotoxischen Amyloidplaques (extrazellulär) und Tau-Proteinen (intrazellulär) zu einem beschleunigten Untergang von Neuronen. Das Risiko an Morbus Alzheimer steigt mit fortschreitendem Alter, wobei etwa doppelt so viele Frauen wie Männer betroffen sind. Eine genetische Prädisposition wird zumindest bei einem Teil der Alzheimer-Fälle vermutet. Von besonderem Interesse im Hinblick auf einen möglichen Zusammenhang mit Estradiol könnte dabei eine Variation im Allel für das Apolipoprotein E4 sein. Ein direkter Zusammenhang zwischen Morbus Alzheimer und dem Estrogenmangel der Postmenopause konnte jedoch nicht nachgewiesen werden. Möglicherweise wird das Fortschreiten der Erkrankung allerdings durch den Mangel an Estrogenen beschleunigt.

Zur Verbesserung der kognitiven Leistung bei Alzheimer-Patientinnen sollte die Hormontherapie nicht eingesetzt werden, da die Symptomatik durch die Gabe von Estrogenen nicht verbessert werden kann. Kontrovers diskutiert wird die Frage, ob eine präventive Gabe von Estrogen in der Perimenopause sowie der frühen Postmenopause das Risiko später an Morbus Alzheimer zu erkranken senken kann. Hinweise dafür ergeben sich aus Beobachtungsstudien; die genauen Zusammenhänge sind allerdings noch nicht vollständig geklärt. Möglicherweise modulieren Estrogene die Bildung der neurotoxischen Amyloidplaques. Dennoch kann die präventive Gabe einer HT in der Perimenopause beziehungsweise in der frühen Postmenopause nicht empfohlen werden, da der mögliche Nutzen fraglich ist und gleichzeitig die Risiken der HT hinreichend bekannt sind. Für postmenopausalen Frauen über 65 Jahren steigt durch die Einnahme einer HT nachweislich das Risiko an einer Demenz zu erkranken.

4.3.6 Migräne-Kopfschmerzen

Über einen möglichen Zusammenhang zwischen den weiblichen Sexualhormonen und Migräne-Kopfschmerzen wird diskutiert. Dieser spielt nach derzeitigem Kenntnisstand aber nur bei einem kleinen Teil der Migräne-Patientinnen eine Rolle. Diese leiden zyklusabhängig unter Migräne-Attacken. Bei den betroffenen Frauen treten die Kopfschmer-

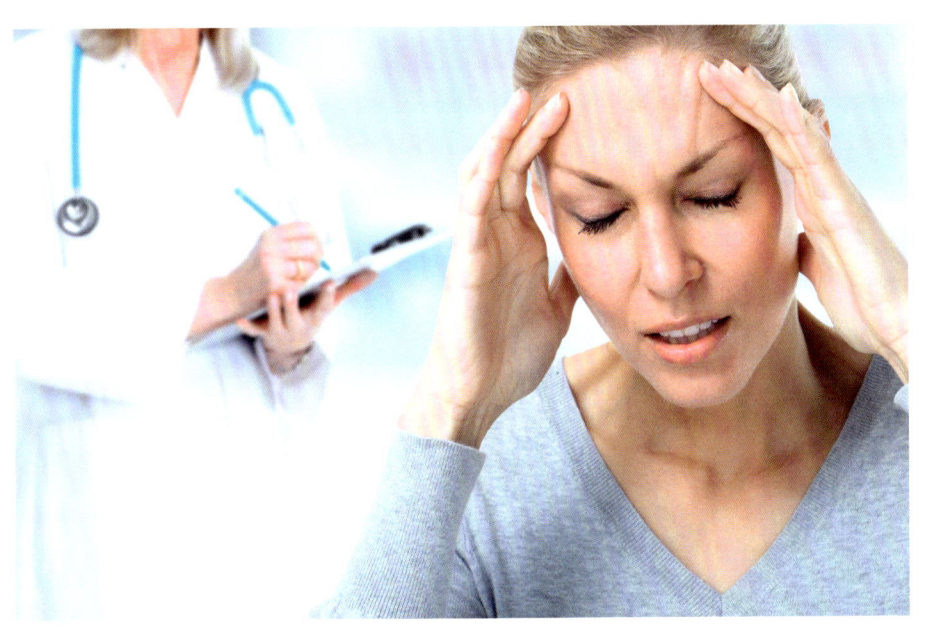

Abb. 4.2 Stark schwankende Estrogenspiegel können zu Migräne-Kopfschmerz führen.

zen dann typischerweise in unmittelbar zeitlichem Zusammenhang mit der Menstruation auf. Es wird vermutet, dass der plötzliche Abfall des Estrogenspiegels ein Auslöser der Migräne-Anfälle ist. Interessant ist in diesem Zusammenhang die Hypothese, dass die weiblichen Sexualhormone –neben vielen anderen Botenstoffen – an der Schmerzverarbeitung im Gehirn beteiligt sind.

In den Wechseljahren verschlimmern sich bei einem Teil der Migräne-Patientinnen die Beschwerden merklich – vermutlich besteht ein Zusammenhang mit den stark schwankenden Estrogenspiegeln in dieser Zeit. Dies gilt in der Regel nur für Frauen, die bereits zuvor unter Migräne litten. Das erstmalige Auftreten von Migräne-Kopfschmerzen in den Wechseljahren ist ungewöhnlich und mit Blick auf mögliche andere Ursachen ist es ratsam, die Beschwerden ärztlich abklären zu lassen. Die Therapie der Migräne in Peri- und Postmenopause basiert auf den gleichen Empfehlungen wie bei jungen Frauen. Neben den medikamentösen Maßnahmen im Fall einer akuten Migräne-Attacke ist es insbesondere sinnvoll einige prophylaktische Verhaltensempfehlungen einzuhalten. So ist es empfehlenswert auf ausreichend Schlaf und Entspannung, regelmäßige Bewegung sowie eine gesunde Ernährung mit einer großzügigen Zufuhr von Flüssigkeit zu achten.

Ist aufgrund von klimakterischen Beschwerden eine HT indiziert, beeinflusst diese unter Umständen die Migräne der Anwenderin. So wird vereinzelt von einer Verschlechterung der Beschwerden unter einer menopausalen HT berichtet. Auf der anderen Seite können die gleichbleibend-hohen Estrogenspiegel unter einer HT sich bei anderen Patientinnen auch positiv auf die Symptomatik auswirken. Nach den Jahren des hormonellen Übergangs erleben Migräne-Patientinnen oftmals eine Besserung der Symptomatik; Anfallshäufigkeit und Schmerzintensität lassen spürbar nach.

4.4 Symptome des Urogenitaltrakts

4.4.1 Atrophie der Vaginalschleimhaut

In Folge des Estrogenmangels kommt es während des Klimakteriums zu einer Atrophie der Vaginalschleimhaut. Es ist davon auszugehen, dass bis zu 45 % der Frauen in der Postmenopause betroffen sind. Da dieses Thema immer noch ein Tabu darstellt, wendet sich leider nur ein Teil der Frauen ratsuchend an Frauenärzte und Apotheker.

Dabei stellen die vaginalen Veränderungen für die betroffenen Frauen eine erhebliche Belastung dar. Denn aufgrund der dünnen und trockenen Vaginalschleimhaut leiden sie unter Juckreiz und Brennen im Intimbereich, sowie Schmerzen beim Geschlechtsverkehr. Der fehlende Stimulus durch Estradiol führt an der Schleimhaut zu einer Atrophie, welche mit einer verminderten Durchblutung des Epithels verbunden ist. Infolgedessen nehmen sowohl die Elastizität als auch die Lubrikation, die Fähigkeit befeuchtendes Sekret abzusondern, ab. Gleichzeitig produziert die Schleimhaut in Folge der Atrophie weniger Glykogen, sodass sich die Bedingungen für die Milchsäurebakterien der vaginalen Flora verschlechtern. Denn das von der Schleimhaut abgesonderte Glykogen ist das wichtigste Substrat dieser Bakterien. Nimmt die Besiedlung mit Milchsäurebakterien ab, sinkt auch der pH-Wert der Scheide. Somit steigt das Risiko für vaginale Infektionen und andere entzündliche Prozesse an der Schleimhaut. Vor allem die Anfälligkeit für bakterielle Infektionen nimmt zu.

Auch nachdem die hormonellen Veränderungen des Klimakteriums abgeschlossen sind, bleibt die vaginale Atrophie ebenso wie ihre Ursache, der niedrige Estrogenspiegel, bestehen und führt somit dauerhaft zu Beschwerden.

Exkurs: Das Mikrobiom der Vaginalschleimhaut

Die Vaginalschleimhaut ist ebenso mit Mikroorganismen besiedelt wie die Schleimhäute des Mund-Rachen-Raums und des Gastrointestinaltrakts. Die wichtigsten Bakterien der Vaginalflora sind Lactobacillen, die auch als Döderlein-Bakterien bekannt sind. Diese Bezeichnung geht zurück auf den Frauenarzt Albert Döderlein, der Ende des 19. Jahrhunderts die Lactobacillen des Vaginalsekrets erstmalig beschrieben hat.

Lactobacillen sind pleomorph, das heißt sie kommen sowohl in Form von Kokken als auch in Stäbchen-Form vor. Sie gehören zur Gruppe der Anaerobier und benötigen für ihr Wachstum folglich keinen Sauerstoff. Sie können aber auch in Gegenwart von Sauerstoff wachsen und sind somit aerotolerant. Die Besonderheit der Lactobacillen ist, dass sie aus Glykogen Milchsäure bilden und somit den pH-Wert im Intimbereich senken. Um den Mikrokosmos der Vaginalschleimhaut zu erhalten ist dieser saure pH-Wert sehr wichtig, denn er schützt – zusammen mit der dichten Besiedlung durch eine umfangreiche Flora – vor unerwünschten Eindringlingen und einer Fehlbesiedlung. Estradiol wiederum stimuliert die Bildung von Glykogen im Plattenepithel der Schleimhaut. Sinkt die Glykogenproduktion nach der Menopause aufgrund des niedrigen Estrogenspiegels, verschlechtern sich die Bedingungen für die Milchsäurebakterien. Bei gesunden jungen Frauen liegt der pH-Wert der Scheide bei 3,8 bis 4,4, bei Frauen nach der Menopause ist dieser höher.

Der saure pH-Wert sorgt indirekt für einen Schutz vor Infektionen, indem er die Umwandlung von Nitrat in Nitrit ermöglicht und somit die Freisetzung von Stickstoffmonooxid NO fördert. Stickstoffmonooxid hat zum einen bakterizide und zum anderen viruzide Eigenschaften, da es sowohl die Bakterienmembranen als auch die viralen Proteinhüllen angreift und zerstört.

Ein zusätzlicher Schutzmechanismus, neben dem abgesenkten pH-Wert, ist die Abgabe von H_2O_2 durch Lactobacillen. Dieses wird ebenfalls von einigen Lactobacillen-Stämmen gebildet, allerdings sind nicht alle Stämme in der Lage H_2O_2 zu produzieren und an ihre Umgebung abzugeben. Für einen optimalen Schutz vor Vaginalinfektionen ist ein ausreichender Anteil an H_2O_2-produzierenden Lactobacillen wichtig.

Neben den Milchsäure-produzierenden Lactobacillen, die den größten Anteil an der Vaginalflora haben, besiedeln auch Clostridium perfringens, Mycoplasmen, Streptokokken der Gruppe B, Staphylokokken, Enterokokken und Proteus-Anaerobier die vaginale Schleimhaut. Darüber hinaus können einige Pilz-Arten Bestandteil einer gesunden Vaginalflora sein. Auch Candida albicans, ein fakultativ pathogener Pilz, der für eine Vielzahl von Vaginalinfektionen verantwortlich ist, kann vorhanden sein ohne eine Vaginalinfektion auszulösen. Kommt es allerdings zu einer Überwucherung der Mischflora mit Candida albicans liegt eine vulvovaginale Pilzinfektion vor. Daneben werden Vaginalinfektionen häufig durch bakterielle Ursachen ausgelöst. Auch virale Infektionen spielen eine Rolle, zum Beispiel Herpes-Infektionen.

4.4.2 Sexualität und Libido

Als Folge der abnehmenden Elastizität und Lubrikation kommt es vermehrt zu Schmerzen beim Geschlechtsverkehr (Dyspareunie). Dies kann die Sexualität postmenopausaler Frauen negativ beeinflussen. Auch psychosoziale Faktoren wie der möglicherweise subjektiv empfundene Verlust der eigenen Attraktivität oder partnerschaftlich Schwierigkeiten können sich negativ auf die Sexualität in den Wechseljahren auswirken.

Darüber hinaus kann möglicherweise eine verminderte Libido, ein vermindertes sexuelles Verlangen, in den Wechseljahren eine Rolle spielen. Als mutmaßliche Ursache gilt eine niedrige Testosteronproduktion im Ovar. Für ovarektomierte Frauen gilt der Zusammenhang als gesichert, inwiefern dies auch auf postmenopausale Frauen mit Ovar zutrifft kann noch nicht abschließend bewertet werden. Denn im Gegensatz zur Estradiolproduktion kommt die des Testosterons im Ovar nicht vollständig zum Erliegen. Dennoch gibt es Hinweise, dass die Gabe von Testosteron die Symptomatik verbessern kann.

Allerdings ist nur ein Teil der Frauen von einer verminderten Libido betroffen, andere erleben nach der Menopause ein Zeit der unbeschwerten Sexualität, befreit von Verhütungsfragen und Menstruationsblutungen.

4.4.3 Blasenfunktion

Die nachlassende Estradiolwirkung macht sich auch am Blasenepithel bemerkbar und beeinflusst somit die Blase und ihre Funktion. Das Epithel wird atrophisch, und damit anfälliger für aufsteigende Infektionen. Infolge dessen kommt es zu rezidivierende Harnwegsinfekten.

Außerdem sind Frauen nach der Menopause besonders häufig von Harninkontinenz betroffen. Da das Blasengewebe mit Estrogenrezeptoren ausgestattet ist, wirkt sich der Estrogenmangel auf die Elastizität des Bindegewebes, die Durchblutung sowie die Sensitivität der Muskulatur im Bereich der Blase aus. Allerdings konnte ein direkter Zusammenhang zwischen dem Estrogenmangel der Postmenopause und der Inkontinenz bei Frauen dieser Altersgruppe nicht nachgewiesen werden.

> **Betroffene Frauen berichten…**
>
> **Die Blase**
> Wenn sich der Darm wegen der Hormonschwankungen aufbläht und die Gebärmutter auch noch vergrößert ist, dann gerät die Blase im wahrsten Sinne des Wortes unter Druck. Jetzt bloß nicht unkontrolliert Husten oder Niesen, nicht rennen und bloß keine Übungen im Sport mit Hopsen oder Springen, sonst verliert man unkontrolliert Urin. Wehe wenn man da nicht an die Einlagen gedacht hat.

Es wird zwischen zwei Formen der Inkontinenz unterschieden. Bei der **Dranginkontinenz** kommt es unvermittelt zu einem nicht zu unterdrückenden Harndrang, häufig sind neurologische Störungen die Ursache für eine Dranginkontinenz. Wohingegen die **Stress- oder Belastungsinkontinenz** auf einer Schwächung der Beckenbodenmuskulatur beruht. Bei dieser Form kommt es insbesondere in Belastungssituationen wie Hustenanfällen, Treppensteigen oder ähnlichem zum Harnabgang. Die Beckenbodenmuskulatur, welche die Blase in ihrer Funktion unterstützt, bildet sich altersbedingt zurück und erschlafft. Durch spezielles Training kann die Beckenbodenmuskulatur gestärkt werden und somit der Inkontinenz entgegengewirkt werden (o Abb. 4.3). Auch mehrere vaginale Geburten schwächen die Beckenbodenmuskulatur, zusätzlich können Nervenschäden in Bereich der Blase auftreten. Somit erhöhen vaginale Geburten das Risiko später unter Inkontinenz zu leiden. Als weitere Risikofaktoren für die Inkontinenz gelten Übergewicht sowie eine familiäre Vorbelastung.

Exkurs: Beckenbodengymnastik

Durch ein gezieltes Training der Beckenbodenmuskulatur kann einer Inkontinenz vorgebeugt werden. Auch Personen, die bereits unter den Beschwerden einer Blasenschwäche leiden, können von einem gezielten Training der Beckenbodenmuskulatur profitieren. Denn ein starker Beckenboden kann den Sphinkter der Blase unterstützen und so einem unkontrollierten Harnabgang entgegenwirken.

Die Beckenbodenmuskulatur ist ein Geflecht aus mehreren einzelnen Muskelsträngen, in seiner Gesamtheit bildet er den Abschluss der Beckenhöhle. Neben dem willentlichen Anspannen und Entspannen dieser Muskulatur ist auch ein reflektorisches Gegenhalten bei erhöhtem Druck des Bauchraums eine wichtige Funktion des Beckenbodens. Diese verhindert beispielsweise den plötzlichen Harnabgang beim Lachen, Niesen und Treppensteigen.

Mithilfe von speziellen Übungen, kann die Beckenbodenmuskulatur gestärkt werden, sodass sich die Beschwerden in vielen Fällen spürbar verbessern. Dazu ist es notwendig, die Übungen regelmäßig durchzuführen und mehrmals pro Wochen zu trainieren. In der Regel ist – bis eine Verbesserung der Beschwerden erzielt wird – Geduld gefragt, denn erst nach etwa drei bis sechs Monaten kann mit ersten Erfolgen gerechnet werden.

Gerade zu Beginn des Trainings ist es sinnvoll, die Übungen unter Anleitungen eines Physiotherapeuten zu erlernen. Ist der Betroffene mit den verschiedenen Übungen vertraut, können diese auch problemlos zu Hause durchgeführt werden. Neben gezielten Einheiten mit gymnastischen Übungen ist es auch im Alltag sinnvoll auf die Beckenbodenmuskulatur zu achten und eine Fehlbelastung zu vermeiden. Zum Beispiel sollte auf das Heben von schweren Gegenständen über 10 kg verzichtet werden. Auch beim Aufstehen sowie bei weiteren alltäglichen Bewegungsabläufen ist es sinnvoll, beckenbodenschonende Bewegungsvarianten zu wählen.

Übung 1

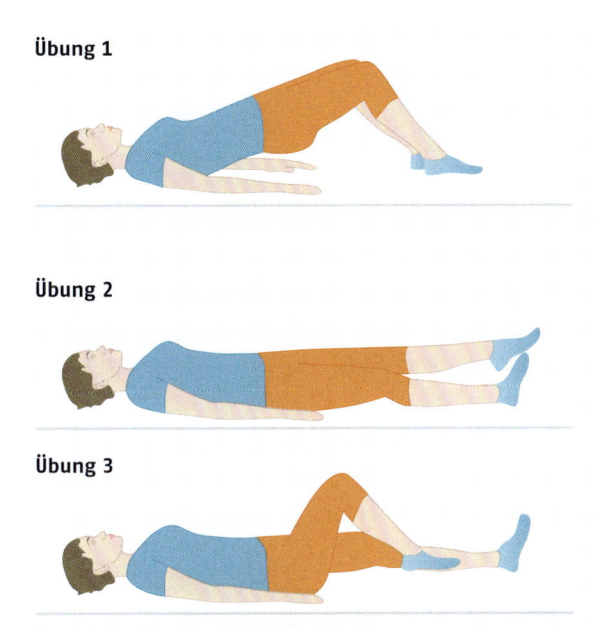

Ausgestreckt auf den Boden legen.
Arme entlang des Körpers ausstrecken.
Beine anwinkeln.
Becken nach oben drücken und wieder senken.

Übung 2

Ausgestreckt auf den Boden legen.
Beine abwechselnd anheben, kurz halten und wieder senken.

Übung 3

Ausgestreckt auf den Boden legen.
Abwechselnd ein Bein anziehen, kurz halten und wieder senken.

o **Abb. 4.3** Beckenbodengymnastik

4.5 Veränderungen an Haut und Schleimhäuten

4.5.1 Haut

Die Haut verändert sich im Laufe des Lebens – von der weichen, glatten Babyhaut zur dünnen, trockenen und von Fältchen gezeichneten Altershaut. Diese ist die Folge der Hautalterung, welche die Haut trockener und dünner werden lässt und gleichzeitig zum Verlust der jugendlichen Elastizität führt. Typisch sind außerdem eine verstärkte Pigmentierung sowie das Entstehen von Altersflecken. Insgesamt wird die Haut im Alter empfindlicher und benötigt deshalb zusätzliche Pflege.

Die Haut ist eine komplexe Einheit, die in mehreren Schichten aufgebaut ist (o Abb. 4.4). Die oberste Schicht bildet die Epidermis, die Oberhaut. Sie steht in direktem Kontakt mit der Umwelt und ist eine wichtige Schutzschicht für den Körper. Darunter befindet sich die Dermis, die Lederhaut. Hier befinden sich die versorgenden Blutkapillaren, besonders das Stratum papillare ist gut durchblutet und gleichzeitig reich an sensorischen Zellen. Darüber hinaus ist die Dermis, insbesondere das Stratum reticulare, reich an strukturgebenden Kollagenfasern sowie eingelagerten elastischen Fasern. Die Subkutis, das Unterhautgewebe, bildet den Abschluss der Haut und stellt gleichzeitig eine Verbindung zwischen der Haut und dem darunterliegenden Gewebes her.

Das Altern der Haut wird beschleunigt durch den raschen Abfall der Hormonspiegel in den Wechseljahren, denn Estrogene beeinflussen die Struktur der Haut und somit ihr Erscheinungsbild. So nimmt der Kollagengehalt insbesondere der Dermis, nach der Menopause spürbar ab. Die Haut wird dadurch zum einen dünner, sodass es häufiger zu Verletzungen kommt, zum anderen nimmt die Elastizität ab und im Hautbild zeichnen sich vermehrte Falten und Runzeln ab. Gleichzeitig sinkt die Produktion an Sebum, des-

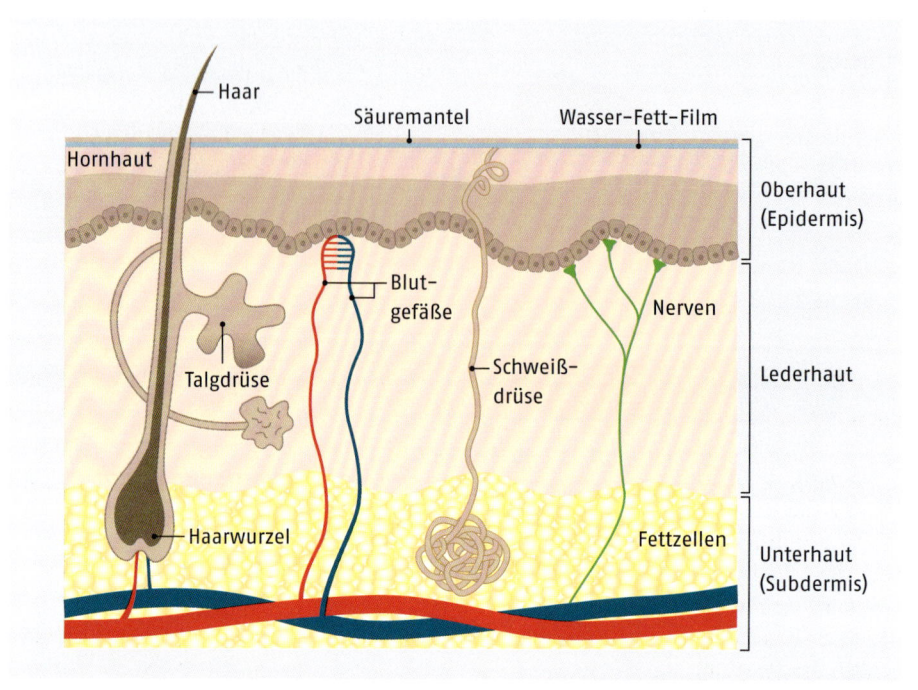

Abb. 4.4 Aufbau der Haut

sen Lipide die Haut vor dem Austrocknen schützen, und Drüsensekreten. Außerdem wird weniger Hyaluronsäure, die Wasser in der Haut bindet, gebildet. Somit sinkt der Wassergehalt und die Haut wird trockener. Auch die Durchblutung der Haut nimmt ab, infolgedessen ist unter anderem die Wundheilung verlangsamt.

Für die veränderte Beschaffenheit der Haut nach der Menopause ist jedoch nicht ausschließlich der Estrogenmangel verantwortlich. Denn auch das zunehmende Alter hinterlässt Spuren auf der Haut, daneben sind eine übermäßige UV-Bestrahlung der Haut sowie Rauchen weitere Faktoren, die das äußere Erscheinungsbild der Haut maßgeblich prägen.

Exkurs: Die Pflege reifer Haut

Nach der Menopause benötigt die Haut eine besonders gute Pflege, denn sie verliert zum einen durch den Verlust von Kollagenfasern an Elastizität. Zum anderen kann Feuchtigkeit mit zunehmendem Alter schlechter in der Haut gebunden werden, gleichzeitig wird weniger Hautsebum produziert und abgesondert, sodass ältere Menschen tendenziell zu einer trockenen Haut neigen.

Um dies auszugleichen empfiehlt es sich entsprechend abgestimmte Pflegeprodukte zu verwenden. Geeignet sind lipidhaltige Pflegeprodukte, die eine ausreichende Rückfettung der Haut sicherstellen. Sie unterstützen die Haut in ihrer Fähigkeit Feuchtigkeit zu binden und verhindern so, dass die Haut austrocknet. Auch die Folgeerscheinungen einer trockenen Haut wie schuppiger, rissiger und juckenden Hautstellen sowie Rötungen werden durch das regelmäßige Eincremen mit reichhaltigen Pflegeprodukten spürbar reduziert. Sinnvoll sind auch Pflegeprodukte die zusätzliche Feuchthaltefaktoren wie beispielsweise Harnstoff enthalten.

Ein wichtiger Bestandteil der Hautpflege ist auch die tägliche Reinigung. So ist es sinnvoll, zum Waschen und Duschen die Wassertemperatur möglichst kühl einzustellen und die Kontaktzeit mit Wasser nicht unnötig zu verlängern. Dadurch lässt sich verhindern, dass vermehrt NMFs ausgewaschen werden. Außerdem ist es empfehlenswert, pH-neutrale Reinigungssyndets oder -emulsionen zu verwenden und auf herkömmliche Seifen zu verzichten. Besteht der Wunsch nach speziellen Anti-Aging-Produkten, empfiehlt sich in der Regel eine Anwendung zur Nacht, damit sie ihre Wirkung optimal entfalten können.

4.5.2 Haare

Auch die Haare sowie ihr Wachstum können durch hormonelle Veränderungen beeinflusst werden. Vor allem gravierende hormonelle Umstellungen wie die Pubertät, die Geburt eines Kindes oder die Wechseljahr können dazu führen, dass viele Haarfollikel gleichzeitig das Haarwachstum einstellen und somit einige Wochen später vermehrt Haare ausfallen.

Darüber hinaus nimmt die Anzahl der Frauen mit einer androgenetischen Alopezie nach der Menopause merklich zu, denn der veränderte Hormonstatus fördert deren Entstehung. Während die Estrogenproduktion rasch abfällt, bleibt die der Androgene weitgehend erhalten. Insbesondere bei Personen mit einer genetisch bedingten Überempfindlichkeit der Haarfollikel gegenüber Androgenen macht sich die Verschiebung des hormonellen Gleichgewichts bemerkbar. Das in den Haarfollikeln durch die 5α-Reduktase aus Testosteron gebildet Dihydrotestosteron (DHT) verkürzt die Wachstumsphase der Haare. Auch die Follikel bilden sich unter der DHT-Wirkung zurück, einige Haarfollikel gehen zugrunde, sodass die Anzahl an Follikeln sinkt. Infolgedessen Dünnen die Haare insbesondere im Bereich des Mittelscheitels aus. Außerdem ist oftmals auch die Haarstruktur verändert.

Daneben führt der verstärkte androgene Einfluss bei manchen Frauen zu einem vermehrten Bartwuchs. Je nach Ausprägung kann dies zum einem ernst zu nehmenden kosmetischen Problem werden, mit fließendem Übergang zum Krankheitsbild des Hirsutismus.

> **Betroffene Frauen berichten...**
>
> **Der Damenbart**
> Immer wenn ich vor dem Spiegel stehe, betrachte ich diese einzelnen schwarzen störrischen Härchen mit Argwohn. Sie sprießen immer schneller und in größerer Zahl an Kinn und Oberlippe seit ich in den Wechseljahren bin. Beim Auszupfen fühle ich mich wie die Hexe in Hänsel und Gretel.

Androgenetisch-bedingter Haarausfall kann lokal behandelt werden. Dazu eignet sich die Anwendung minoxidilhaltiger Zubereitungen. Diese sind Mittel der Wahl. Alternativ wird auch der 5α-Reduktasehemmer Alfatradiol eingesetzt. Bei Frauen, die zusätzlich zum Haarausfall unter weiteren androgenen Erscheinungsmerkmalen leiden, können auch Gestagene mit antiandrogener Wirkkomponente eingesetzt werden.

Exkurs: Damenbart
In Folge eines hormonellen Ungleichgewichts mit starkem Androgen-Einfluss kann es bei Frauen zu Haarwuchs auf der Oberlippe kommen. Dies wird von den betroffenen Frauen meist als sehr unangenehm empfunden. Ein möglicher Therapieansatz ist der Wirkstoff Eflornithin. Dieser ist in Form einer 11,5%igen Creme mit dem Handelsnamen Vaniqa® erhältlich und ist bei Hirsutismus zugelassen zur 2-mal täglichen Anwendung im Gesicht. Nach etwa acht Wochen ist das Ansprechen der Therapie zu überprüfen, je nach Behandlungserfolg kann die Therapie fortgesetzt oder beendet werden. Für einen dauerhaften Therapieerfolg ist eine kontinuierliche Anwendung notwendig.

4.5.3 Mund- und Rachenraum

Ein Austrocknen der Schleimhaut wird nicht nur im Intimbereich, sondern auch an Mund- und Nasenschleimhaut sowie am Auge beobachtet. So zeigt sich an den Schleimhäuten von Mund und Nase ebenfalls eine Tendenz zur Rückbildung. Gegenfalls kann dies auch den Geruchs- und Geschmackssinn negativ beeinflussen. Auch die Stimme kann sich in Folge einer Atrophie im Bereich des Kehlkopfs verändern, in der Regel wird die Stimmlage tiefer und der Klang rauer und heißer.

4.5.4 Auge

Ein trockenes Auge entsteht durch eine verminderte Produktion an Tränenflüssigkeit, wie sie mit zunehmendem Lebensalter häufiger vorkommt. Brennen und Jucken sowie Rötungen und ein Fremdkörpergefühl sind typische Symptome des trockenen Auges. Dieses kann durch die regelmäßige Anwendung von Tränenersatzmitteln gut behandelt werden.

Exkurs: Trockenes Auge
In den Wechseljahren machen sich bei vielen Frauen verstärkt Symptome eines trockenen Auges bemerkbar. Zum einen können die hormonellen Veränderungen in den Jahren um die Menopause dazu führen, dass das Auge vermehrt austrocknet. Zum anderen berichten Frauen, die eine HT erhalten, oftmals über trockene Augen.
Das trockene Auge wird auch als Sicca-Syndrom oder Keratokonjunktivitis sicca bezeichnet. Ein gesundes Auge ist in der Lage mithilfe des Tränenfilms das Auge vor dem Austrocknen zu schützen. Dieser besteht um diese Aufgabe optimal erfüllen zu können aus mehreren Schichten. Die Mucine, die sehr gut Flüssigkeit binden können und eine Gelgerüst ausbilden, liegen direkt auf der Hornhaut auf. Darüber befindet sich eine Flüssigkeitsschicht in der sich unter anderem Antikörper frei bewegen können. Die Oberfläche des Tränenfilms bildet ein dünner Lipidfilm, der verhindert, dass die Flüssigkeit verdunstet. Reißt der Tränenfilm ein und ist das Auge durch Blinzeln nicht in der Lage einen neuen intakten Film aufzubauen, verliert der Tränenfilm Feuchtigkeit und das Auge trocknet zunehmend aus. Die Folge sind brennende, juckende und schmerzende Augen. Zusätzlich kann es zu einem vermehrten Tränenfluss, einer Rötung der Bindehaut sowie einem Fremdkörpergefühl im Auge kommen.
Die wichtigste Therapieoption beim Trockenen Auge ist die Gabe von Tränenersatzmitteln. Diese enthalten feuchtigkeitsbindende Makromoleküle wie zum Beispiel Hypromellose und Hyalu-

ronsäure und sorgen für eine zusätzliche Befeuchtung des Auges. Sie lindern somit die Beschwerden und verhindern gleichzeitig Folgeschäden am Auge, die durch ein unbehandeltes Trockenes Auge entstehen.

4.6 Bewegungsapparat

Im Alter wird der Köper gebrechlicher und um auch diese Lebensphase aktiv gestalten zu können, ist eine weitgehende Erhaltung der Muskulatur und des Knochenapparats von entscheidender Bedeutung. Regelmäßige körperliche Aktivität stärkt die Muskulatur und die Knochen und beugt darüber hinaus Übergewicht vor.

4.6.1 Körpergewicht

Mit zunehmendem Lebensalter sinkt der Grundumsatz des Körpers. Er benötigt weniger Energie um seine Stoffwechselfunktionen aufrecht zu erhalten. Gleichzeitig bleibt der Appetit weitgehend unverändert erhalten. Diese Faktoren erschweren es in den Wechseljahren das bisherige Körpergewicht beizubehalten. Wenn nicht aktiv – durch ein verändertes Essverhalten oder ein Mehr-an-Bewegung – gegengesteuert wird, kommt es zu Gewichtszunahmen. Von der Abnahme des Energiebedarfs sind Frauen und Männer gleichermaßen betroffen.

Glücklicherweise hält die Tendenz zur Gewichtszunahme typischerweise nur für wenige Jahre an. Anschließend kommt es etwa um das 60. Lebensjahr erneut zu einer Wende; ab diesem Alter sinkt das Körpergewicht in der Regel langsam, aber kontinuierlich ab. Typischerweise nimmt auch der Anteil an Fettgewebe im Alter zu, wohingegen die Muskelmasse abnimmt. Außerdem kommt es zu einer Umverteilung der Fettdepots; tendenziell nimmt das abdominale Fettgewebe zu. Denn nach der Menopause nimmt der Estrogen-Einfluss ab, sodass die Wirkung der Androgene auf den Fettstoffwechsel überwiegt. Diese fördern das abdominale Fettgewebe. An einigen Körperstellen fördern Estrogene zwar die Entstehung subkutaner Fettdepots und tragen auf diese Weise zur Ausbildung einer weiblichen Körperform bei. Dennoch ist die Einnahme von Estrogenen nicht zwangsläufig mit einer Zunahme des Fettgewebes aussoziiert. Im Gegenteil: placebokontrollierte Studien zur Hormonsubstitution nach der Menopause zeigen gegenläufige Effekte. Es konnte eine verminderte Ausbildung von abdominalen Fettdepots beobachtet werden.

> **Betroffene Frauen berichten…**
>
> **Die neue Hose**
> Seit mindestens 15 Jahren hatte sich mein Gewicht nicht verändert. Figurprobleme kannte ich nicht. Meine Lieblings-Ausgehhose war schon bei so vielen Gelegenheiten dabei. Jetzt musste ich mich einer Totaloperation unterziehen, wobei auch die Eierstöcke entfernt wurden – und alles ist plötzlich anders. Nicht nur, dass ich psychisch einiges zu verarbeiten habe, zu allem Überfluss nehme ich für meine Verhältnisse stark zu. Meine Lieblingshose bekam ich neulich nicht mehr zu. Jetzt muss ich mir eine neue zulegen und damit klarkommen, dass die mindestens eine Nummer größer sein wird.

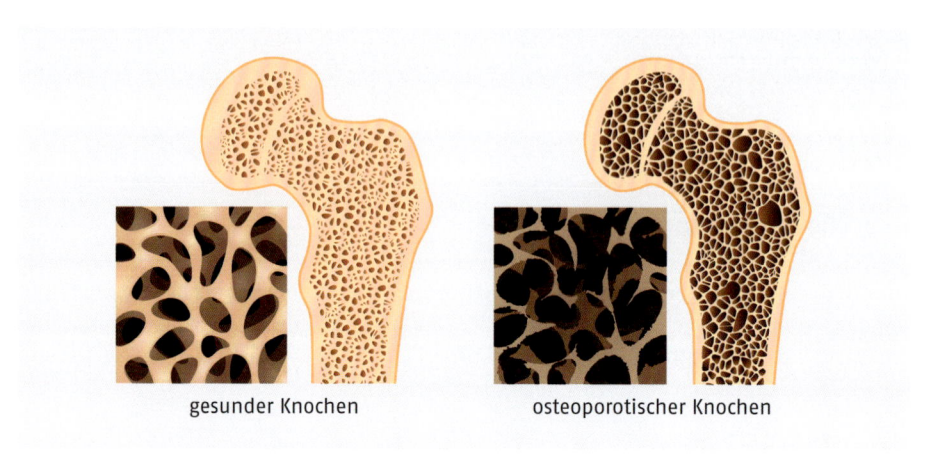

○ **Abb. 4.5** Veränderte Mikroarchitektur: Aufnahme der Spongiosa

4.6.2 Muskel- und Gelenkschmerzen

Auch Muskel- und Gelenkschmerzen werden mit den Wechseljahren in Verbindung gebracht, allerdings ist ein direkter Zusammenhang fraglich. Typischerweise treten diese Beschwerden, deren Ursache oftmals Abnutzungserscheinungen sind, altersbedingt ab dem 50. Lebensjahr vermehrt auf. Ihr Beginn fällt somit – zumindest zeitlich gesehen – in die Lebensphase um die Menopause. Die Beschwerden sind aber nicht als Folge der hormonellen Veränderung anzusehen und stehen somit in keinem kausalen Zusammenhang zum menopausalen Übergang und dessen hormonellen Veränderungen.

4.6.3 Osteoporoserisiko

Als langfristige Folgen der niedrigen Estrogenkonzentration in der Postmenopause nimmt die Knochenmasse ab, da das Gleichgewicht zwischen Knochenaufbau und -abbau verschoben wird. Insgesamt kommt es aufgrund der fehlenden Estradiolwirkung nach der Menopause zu einem vermehrten Knochenabbau, besonders betroffen ist die Spongiosa im Inneren des Knochens. Sie besteht aus einem filigranen Geflecht feiner Knochenbälkchen und verleiht dem Knochen eine unerwartete Stabilität. Kommt es in Folge des Estrogenmangels zu einem vermehrten Knochenabbau entwickelt sich eine postmenopausale Osteoporose.

Die Osteoporose ist definitionsgemäß eine systemische Erkrankung des Knochenapparats, bei der die Knochendichte abnimmt und sich gleichzeitig die Mikroarchitektur des Knochens verschlechtert. Infolgedessen kommt es häufiger zu Knochenbrüchen und deren Folgeerscheinungen.

Ist es aufgrund der veränderten Knochenstruktur bereits zu Frakturen gekommen, liegt eine manifeste Osteoporose vor. Besonders häufig sind Fakturen an den Wirbelkörpern, am Handgelenk und am Oberschenkelhals. Die Folge der Frakturen sind akute und chronische Schmerzen sowie eventuell funktionelle Einschränkungen und damit verbunden eine Abnahme der Lebensqualität der Betroffenen. In einer Studie wurde außerdem eine erhöhte Mortalität, besonders im ersten Jahr nach der Fraktur, beobachtet. Typisches äußerliches Anzeichen für eine Osteoporose ist der sogenannte „Witwenbuckel".

Die postmenopausale Osteoporose ist eine sehr häufige Art der Osteoporose (◘ Tab. 4.1); sie gehört neben der juvenilen und der senilen Osteoporose zu den primären

◻ Tab. 4.1 Formen der Osteoporose

Form		Ursache
Primäre Osteoporose	Juvenile Osteoporose	Unbekannt
	Postmenopausale Osteoporose	Abfall des Estrogenblutspiegels
	Senile Osteoporose	Genetische Disposition; abnehmende Vitamin-D_3-Produktion im Alter
Sekundäre Osteoporose		Endokrine Störungen; Immobilisation; Arzneimitteltherapie z. B. mit Glucocorticoiden

Osteoporosen. Die juvenile Osteoporose ist vergleichsweise selten, betroffen sind Jugendliche in der Pubertät. Die senile Osteoporose manifestiert sich im fortgeschrittenen Lebensalter, an dieser Form erkranken beide Geschlechter gleichermaßen. Vom Knochenabbau sind bei dieser Form der Osteoporose Spongiosa und Kompakta, die äußere Knochenschicht, gleichermaßen betroffen. Eine der möglichen Ursachen sind die im Alter abnehmenden Calcitriolspiegel.

Im Laufe des Lebens unterliegt die Knochenmatrix einem ständigen Umbauprozess, bei dem neue Knochenmatrix aufgebaut und gleichzeitig andere Knochenbereiche abgebaut werden. Normalerweise überwiegt etwa bis zum 30. Lebensjahr der Knochenaufbau, danach sinkt die Knochendichte langsam, aber kontinuierlich ab. Bei Patienten mit Osteoporose wird dieser Prozess durch bestimmte Faktoren beschleunigt, sodass es zu einer reduzierten Knochenfestigkeit und einer erhöhten Frakturneigung kommt.

Der entscheidende Faktor für die Entstehung der postmenopausalen Osteoporose ist der Wegfall der Estrogenwirkung. Um diese zu entfalten wird am Knochen nahezu ausschließlich der Rezeptor ERα genutzt. Die aufbauende Wirkung auf den Knochen ergibt sich aus dem Zusammenspiel mehrerer Einzeleffekte des Estradiols, sowohl direkter als auch indirekter Art. Zum einen stimuliert Estradiol die Expression von Osteoprotegerin. Dieses Protein schützt den Knochen, indem es die Differenzierung und Aktivierung von Osteoklasten hemmt. Osteoklasten sind die Knochenzellen, die den Knochen auflösen. Zum anderen stimuliert Estradiol die Synthese von Kollagen in den Osteoblasten, den knochenaufbauenden Zellen. Gleichzeitig nimmt Estradiol auch indirekt über dem Calciumhaushalt Einfluss auf den Knochenstoffwechsel. Es erhöht die Calciumresorption im Darm, indem es die Ausschüttung von Calcitonin, die Wirkung von Parathormon und die Bildung von Vitamin D_3 moduliert. Im Übrigen ergänzt Progesteron am Knochen die Estradiolwirkung, indem es die Proliferation von Osteoblasten fördert.

Etwa jede dritte Frau in der Postmenopause erkrankt an Osteoporose. Dabei macht sich der Verlust an Knochenmasse vor allem in den ersten 10 bis 15 Jahren nach der Menopause bemerkbar. Im ersten Jahrzehnt nach der Menopause kann die Knochenmasse um bis zu 3,5 % jährlich abnehmen. Danach verlangsamt sich die Geschwindigkeit des Knochenverlusts wieder. Dieser liegt dann für 70-jährige Frauen und gleichaltrige Männer bei etwa 1 % pro Jahr. Deshalb spielen vorbeugende Maßnahmen, vor allem die ausreichende Versorgung mit Calcium und Vitamin D_3, eine wichtige Rolle. Weitere Risikofaktoren der Osteoporose sind neben dem weiblichen Geschlecht insbesondere höheres Alter, genetische Veranlagung, Bewegungsmangel und Immobilität, Rauchen und Untergewicht. Sport und körperliche Aktivität können somit helfen den Knochen zu stärken und schützen vor Osteoporose. Bei der Auswahl der Sportart sollte das Alter und der Allgemeinzustand berücksichtig werden; auch im hohen Alter geeignet sind Gymnastik, Schwimmen und Wandern.

4.7 Kardiovaskuläre Effekte

In der Prämenopause sind Frauen seltener von kardiovaskulären Erkrankungen betroffen als Männer derselben Altersgruppen. Einige Jahre nach der Menopause gleichen sich die Fallzahlen an. Diese Beobachtungen sind auf die schützenden Wirkungen der Estrogen im Hinblick auf kardiovaskuläre Erkrankungen zurückzuführen. Ebenfalls ins Bild passt das erhöhte kardiovaskuläre Risiko für Frauen, die sich frühzeitig in einer Estrogenmangel-Situation befinden – zum Beispiel durch eine beidseitige Overialektomie. Gleichzeitig wurde in Studien zur Hormontherapie ein erhöhtes kardiovaskuläres Risiko unter der Behandlung mit einer Kombination aus konjugierten Estrogenen und Medroxyprogesteronacetat im Vergleich zu Placebo beobachtet. Diese auf den ersten Blick widersprüchlichen Erkenntnisse zeigen deutlich, wie komplex die physiologischen Zusammenhänge sind und dass selten eine Stellgröße allein entscheidend ist. So ist die schützende Wirkung der Estrogene in diesem Zusammenhang vermutlich zeitlich begrenzt beziehungsweise vom Zustand der Arterien abhängig.

Für die Entstehung von kardiovaskulären Erkrankungen gibt es eine Reihe relevanter Risikofaktoren, dazu gehören Bluthochdruck, Übergewicht, Rauchen, Hyperlipoproteinämie sowie eine gestörte Insulinsensitivität. Somit sind die niedrigen Estrogenkonzentrationen der Postmenopause nur eine Einflussgröße unter vielen. Wobei diese unter Umständen auch einige der genannten Risikofaktoren wie beispielsweise die Hyperlipoproteinämie und das Übergewicht beeinflusst.

Die schützende Wirkung von Estradiol auf das Gefäßepithel ist ein multifaktorielles Geschehen. Zum einen verstärkt Estradiol die Produktion und Freisetzung von endothelialen Stickstoffmonooxid, welches die Gefäße erweitert. Gleichzeitig wird die Freisetzung von Endothelin-1 gehemmt und damit seine gefäßverengende Wirkung vermindert. Außerdem wirken Estradiol und Estron aufgrund ihrer phenolischen Struktur antioxidativ und können somit das Endothel vor Radikalen schützen. Gleichzeitig fördert Estradiol die Proliferation und damit die Reparatur des Endothels. Zusätzlich haben Estrogene Auswirkungen auf den Fettstoffwechsel. Unter ihrem Einfluss steigt der Anteil an High-density-Lipoproteinen (HDL), während Very-low-density-Lipoproteine (VLDL) und Low-density-Lipoproteine (LDL) verstärkt abgebaut werden. Insbesondere LDL ist für die Entstehung arteriosklerotischer Plaques von Bedeutung.

Lipoproteine. Diese sind die Transportform von wasserunlöslichen Lipiden im Blut. Lipoproteine bestehen aus Trägerproteinen, an welche die zu transportierenden Fette gebunden sind. Es gibt verschiedene Gruppen von Lipoproteinen.Diese unterscheiden sich in ihrem Aufbau und ihrer Funktion.

Chylomikronen. Diese Lipidkügelchen sind die erste Transportform nach der Aufnahme von Triglyceriden aus dem Darm. Ihr Proteinanteil beträgt nur etwa 2 %.

Low-density-Lipoproteine. LDL ist reich an Cholesterolestern und transportiert diese in periphere Körperzellen. Darüber hinaus ist LDL besonders interessant, da es wesentlich an der Entstehung arteriosklerotischer Plaques beteiligt ist.

High-density-Lipoproteine. Diese weisen einen hohen Eiweißanteil und einen vergleichsweise niedrigen Cholesterinanteil auf. Hohe HDL-Spiegel schützen vor arteriosklerotischen Veränderungen, da HDL in die Gefäßwand eingelagertes Cholesterin in die Leber zurücktransportieren kann.

Exkurs: Die Entstehung arteriosklerotischer Plaques

Zwischen hohen Konzentrationen an LDL im Blut und der Entstehung von arteriosklerotischen Veränderungen besteht ein enger Zusammenhang. Denn LDL kann in das Epithel der Blutgefäße einwandern. Dort wird es in sogenanntes oxidiertes LDL umgewandelt. Oxidiertes LDL wird von Makrophagen aufgenommen und regt deren Umbau zu Schaumzellen an. Diese wiederum bilden den späteren Kern der auf die Gefäßwand aufgelagerten arteriosklerotischen Plaques.

Als Ergebnis dieser einzelnen Mechanismen vermindern Estrogene die entzündlichen Prozesse am Endothel, welche eine Arteriosklerose auslösen, wodurch die Elastizität der Gefäße erhalten bleibt. Im Umkehrschluss beschleunigt ein Estrogenmangel die Entstehung arteriosklerotischer Veränderungen. Allerdings verlieren Estrogene an bereits arteriosklerotisch veränderten Gefäßen ihre schützende Wirkung und erhöhen an entsprechend vorgeschädigten Gefäßen sogar das Risiko für kardiovaskuläre Komplikationen.

Im Vergleich zu den Estrogenen entfaltet Progesteron an den Gefäßen gegensätzliche Effekte. Es bewirkt unter anderem eine Vasokonstriktion. Darüber hinaus verfügen einige synthetische Gestagen-Derivate wie beispielsweise Medroxyprogesteronacetat über eine schwache glucocorticoide Wirkung, die ebenfalls Einfluss auf den Blutdruck und das kardiovaskuläre System nimmt.

Trotz der beschriebenen schützenden Wirkung von Estrogenen auf das Endothel, ist die Hormontherapie zur Primär- und Sekundärprävention einer Koronaren Herzkrankheit nicht indiziert. Denn die vorhandenen Studiendaten zeigen keinen protektiven Effekt, sondern im Gegenteil, insbesondere bei Frauen in der späten Postmenopause, wurde ein erhöhtes kardiovaskuläres Risiko unter der kombinierten Einnahme von Estrogen und Gestagen (Medroxyprogesteronacetat) beobachtet.

Welche Auswirkungen eine HT in den ersten Jahren nach der Menopause auf die Gefäßwände hat und inwieweit die estrogenen Effekte durch das Gestagen abgeschwächt werden, ist noch nicht abschließend geklärt. Auch mögliche Unterschiede zwischen verschiedenen synthetischen Gestagenen werden diskutiert (▶ Kap. 7.1.2).

5 Künstliche Menopause

In der Regel sind die Wechseljahre eine natürlicher Prozess, den jene älterwerdende Frau durchläuft. Im Gegensatz dazu können menopausale Beschwerden auch infolge einer medikamentösen Therapie oder einer Operation auftreten. Dabei können verschiedene Therapien eine vorzeitige Menopause auslösen. Besonders relevant sind antihormonelle Therapien wie sie vor allem bei Frauen mit hormonabhängigen gynäkologischen Tumoren eingesetzt werden. Aber auch eine Chemo- oder Strahlentherapie kann eine Amenorrhö auslösen beziehungsweise die Menopause induzieren. In diesem Zusammenhang wird auch der Begriff Chemotherapie-assoziierte Amenorrhö (CRA) verwendet. Frauen, die aufgrund einer medizinischen Behandlung vorzeitig in die Menopause versetzt werden, erleben die klimakterischen Beschwerden meist sehr intensiv.

Daneben gibt es eine kleine Gruppe von Frauen, die die Menopause natürlicherweise vor dem 40. Lebensjahr erlebt (▶ Kap. 1.5). Für Frauen, die sich vorzeitig in die Postmenopause befinden, spielen die langfristigen Folgen des Estrogenmangels eine bedeutende Rolle, da sie sich zum Teil um Jahrzehnte früher im Zustand des Estrogenmangels befinden als Frauen, die die Menopause mit Anfang 50 erleben. Zu den langfristigen Folgen des Estrogenmangels gehören die Osteoporose sowie kardiovaskuläre Erkrankungen. Darüber hinaus werden mögliche Auswirkungen auf die kognitive Leistungsfähigkeit diskutiert.

5.1 Ursachen

Bei der künstlichen oder induzierten Menopause ist der Auslöser für die hormonelle Veränderung eine medizinische Behandlung. Dies kann die operative Entfernung der Ovarien sein oder deren Schädigung durch eine Bestrahlung oder Chemotherapie, sodass sie nach dieser Therapie ihre Aufgabe, die Produktion von Hormonen, nicht mehr erfüllen. Die Gabe von Antiestrogenen führt ebenfalls zu einer menopausalen Hormonsituation. In diesen Fällen vollzieht sich der Übergang von den prämenopausalen Hormonspiegeln hin zum Estrogenmangel sehr abrupt, sodass viele Frauen unter intensiven klimakterischen Beschwerden leiden.

5.1.1 Antihormonelle Therapien

Eine antihormonelle Therapie stellt einen tiefen Einschnitt in das hormonelle Gleichgewicht dar. Sie unterdrückt beziehungsweise verlangsamt das Wachstum hormonsensitiver Tumoren. Gleichzeitig fällt sehr abrupt der Einfluss der weiblichen Sexualhorome auch in verschiedenen anderen Körperbereichen weg. Die Folge sind, wie auch bei einer natürlichen Menopause, unter anderem Hitzewallungen. Frauen, die eine antihormonelle Therapie erhalten, leiden oftmals unter massiven Beschwerden, die stärker ausgeprägt sind als bei Frauen, die die Menopause auf natürliche Weise erreichen.

Das SERM Tamoxifen, welches bei Estrogenrezeptor-positiven Tumoren angewendet wird, verfügt zwar über eine partiell estrogene Wirkung, mit Blick auf die typischen Beschwerden des Klimakteriums löst Tamoxifen jedoch eine Verschlechterung der Symptomatik aus.

5.1.2 Chemotherapie-assoziierte Amenorrhö (CRA)

Chemotherapien können dazu führen, dass die Menstruation ausbleibt. Dies kann sowohl vorübergehend als auch dauerhaft sein. Je aggressiver die Chemotherapie für das Ovar und je näher die betroffene Frau der Menopause ist, desto wahrscheinlicher ist das Auftreten einer CRA. Auch die Ovarien von Frauen, die nach einer Chemotherapie wieder einen normalen Zyklus aufweisen, haben unter der Chemotherapie gelitten und ihre Follikelreserven sind reduziert.

5.1.3 Operative Eingriffe

Werden die Ovarien aus medizinischen Gründen operativ entfernt, können sie keine Sexualhormone mehr produzieren. Dies hat zur Folge, dass die Hormonspiegel von Estradiol und Progesteron abfallen. Werden die Eierstöcke beidseitig entfernt, sinken die Hormonspiegel auf das Niveau postmenopausaler Frauen ab. Wird der Eingriff nur einseitig durchgeführt, übernimmt das zweite Ovar die Hormonproduktion.

5.1.4 Besonderheiten der Therapie

Bei Frauen, die vorzeitig die Menopause erleben, spielt neben der akuten Therapie von klimakterischen Beschwerden auch die Prävention von Spätfolgen eine wichtige Rolle. Aufgrund des frühzeitigen Mangels an Estrogenen nimmt das Risiko für Osteoporose und kardiovaskuläre Erkrankungen zu. Darüber hinaus wirkt sich das vorzeitige Erreichen der Postmenopause negative auf die kognitiven Fähigkeiten aus.

Neben diesen Punkten ist in der Therapieplanung auch die Ursache für die vorzeitige Menopause zu berücksichtigen. Bei vielen Frauen steckt hinter der vorzeitigen Menopause ein Mammakarzinom beziehungsweise dessen Therapie. Bei diesen Patientinnen ist die Therapiegestaltung eine große Herausforderung, da die Krebserkrankung eine Kontraindikation für die Durchführung einer Hormontherapie darstellt. Insbesondere bei hormonabhängigen Tumoren dürfen keine Hormone eingenommen werden, da diese das Wachstum des Tumors stimulieren. Im Ausnahmefall kann bei massiven vaginalen Beschwerden und nach Ausschöpfung aller hormonfreien Therapieoptionen über eine lokale Estrogentherapie nachgedacht werden. Allerdings ist bei der vaginalen Therapie unbedingt darauf zu achten, dass Dosierungen ausgewählt werden, die zu keiner systemischen Resorption führen. Bei vasomotorischen Beschwerden sind die Therapiemöglichkeiten auf einige wenige Arzneistoffe, dazu gehören bestimmte Antidepressiva sowie Gabapentin (▶ Kap. 9), beschränkt.

Bei Frauen, die aufgrund anderer Ursachen vorzeitig die Menopause erleben und bei denen keine Kontraindikation gegen eine HT besteht, ist der Hormonersatz indiziert. Dieser unterdrückt zum einen die Wechseljahresbeschwerden und zum anderen schützt er die betroffenen Frauen vor Osteoporose und anderen Langzeitfolgen. Die Gabe von Hormonen kann dabei entweder in Form eines oralen Kontrazeptivums oder eines Präparats zur Hormontherapie in den Wechseljahren erfolgen. Die Einnahme wird bis zum Erreichen des natürlichen Menopausenalters fortgeführt. Je nachdem zu welchem Zeitpunkt sich eine vorzeitige Menopause manifestiert, kann es notwendig sein über mehrere Jahre eine Hormontherapie durchzuführen. Diese Maßnahme erfordert ein hohes Maß an Adhärenz von Seiten der Patientin. So sinkt im Laufe der Jahre problematischerweise die Zahl der Anwenderinnen kontinuierlich ab.

Bei Frauen, bei denen der Uterus operativ entfernt wurde, wird die Hormontherapie – sofern keine Kontraindikationen vorliegen – in Form einer Monotherapie mit einem Estrogen durchgeführt. Für die Monotherapie mit einem Estrogen wurde in der WHI-Studie bei Frauen zwischen dem 50. und dem 59. Lebensjahr eine Reduktion des kardiovaskulären Risikos beobachtet.

Außerdem gibt es Hinweise, dass ovarektomierte Frauen von einer Androgengabe profitieren können. Es wurde ein positiver Einfluss auf das allgemeine Wohlbefinden sowie die Knochendichte beobachtet, zusätzlich haben Androgene bei ovarektomierten Frauen einen positiven Einfluss auf die Libido.

6 Therapieansätze

Aufgrund der individuell sehr unterschiedlichen Symptomausprägung ist nicht grundsätzlich eine medikamentöse Behandlung während des menopausalen Übergangs sowie in den ersten Jahren der Postmenopause notwendig.

Der klimakterische Beschwerdekomplex ist bei etwa einem Drittel aller Frauen so ausgeprägt, dass ihr Lebensqualität darunter leidet, ein weiteres Drittel nimmt leichte Beschwerden wahr und das letzte Drittel ist nahezu beschwerdefrei. Anhand der jeweiligen Beschwerden wird eine geeignete Therapie ausgewählt, neben der medikamentösen Behandlung, die bei entsprechender Symptomatik indiziert ist, spielen weitere Maßnahmen eine nicht zu unterschätzende Rolle. So beeinflusst der persönliche Lebensstil einer Frau ihre gesundheitliche Entwicklung, insbesondere nach der Menopause ist eine gesunde Ernährung, regelmäßige körperliche Aktivität und geistige Herausforderungen eine wichtige Basis um Körper und Geist bis ins hohe Alter fit zu halten (▶ Kap. 12).

Schränken vasomotorische Beschwerden den Alltag der peri- oder postmenopausalen Frau ein, ist die menopausale Hormontherapie (MHT) ein wichtiger Behandlungsansatz. Die MHT ist die Therapieform, über welche die meisten wissenschaftlichen Daten vorhanden sind. Ihre Wirksamkeit bei vasomotorischen Beschwerden ist nachgewiesen und die möglichen Risiken, auch im Hinblick auf langfristige Effekte, sind vergleichsweise gut untersucht (▶ Kap. 7). So ist ein erhöhtes Risiko für schwerwiegende Erkrankungen wie **Brustkrebs** und **Thromboembolien** bekannt, dabei fällt die absolute Risikosteigerung in der frühen Postmenopause geringer aus als in der späten Postmenopause.

Unter der Voraussetzung, dass die entsprechenden Empfehlungen zur Durchführung einer MHT eingehalten werden, ist ihre Anwendung zur Linderung von **vasomotorischen Beschwerden** trotz der damit verbundenen Risiken vertretbar. Dennoch ist es zwingend erforderlich im jeweilgen Einzelfall die Risiken der MHT gegen den individuellen Nutzen abzuwägen. Ein unkritischer beziehungsweise unreflektierter Einsatz der menopausalen Hormontherapie ist abzulehnen.

Menopausale Hormontherapie. Unterschiedliche Begrifflichkeiten werden im Zusammenhang mit der menopausalen Hormontherapie (MHT) genutzt. Da die einzelnen Bezeichnungen häufig synonym verwendet werden, ist eine genaue Abgrenzung schwierig. Der bis vor einigen Jahren gebräuchliche Begriff der Hormonersatztherapie (hormon replacement therapy [HRT]) wird zunehmend verlassen, da nicht der Hormonersatz per se im Mittelpunkt des heutigen Behandlungskonzepts steht, sondern lediglich die Behandlung von klimakterischen Beschwerden, sofern diese vorhanden sind. Im alltäglichen Sprachgebrauch wird auch sehr häufig von der Hormontherapie gesprochen. Dieser Begriff – ohne den Zusatz menopausal – hat den Nachteil, dass er unter Umständen zu Missverständnissen führt. Denn aus dieser Bezeichnung kann kein Bezug zu den Wechseljahre hergeleitet werden und prinzipiell stellt auch die Gabe von Schilddrüsenhormonen eine Hormontherapie dar. Im Folgenden ist bei der Verwendung des Begriffs Hormontherapie jedoch grundsätzlich die menopausale Hormontherpie gemeint.

Die umfassende Diskussion über die Risiken einer HAT führt dazu, dass die möglichen Alternativen zur HAT verstärkt in Betracht gezogen werden. Allerdings gibt es im Vergleich zu den großangelegten Studien zur HT zu den Alternativen sowohl im chemisch-synthetischen als auch im pflanzlichen Bereich nur wenige Daten. Über die möglichen Folgen einer langfristigen Einnahme ist sehr wenig bekannt.

SSRI, Venlafaxin und Gabapentin können zum Beispiel beim Vorliegen von Kontraindikationen gegen eine HT eine Option sein (▶ Kap. 9). Phytopharmaka, die Extrakte der Traubensilberkerze oder des Sibirischer Rhabarbers enthalten, sind zur Behandlung von leichten Beschwerden in den Wechseljahren zugelassen (▶ Kap. 10).

7 Menopausale Hormontherapie

Mit einer menopausalen Hormontherapie können Wechseljahresbeschwerden, insbesondere Hitzewallungen und Schweißausbrüchen, effektiv behandelt werden. Die HT ist der wirksamste Therapieansatz bei mäßigen bis starken klimakterischen Beschwerden. Bei längerfristiger Anwendung von mehr als fünf Jahren ist auch ein Schutz vor Osteoporose gegeben. Allerdings verfügen antiresorptive Therapieansätze über ein besseres Nutzen-Risiko-Verhältnis, sodass die MHT zur Osteoporoseprophylaxe nur indiziert ist, wenn Kontraindikationen gegen Bisphosphonate und den RANKL-Antikörper Denosumab bestehen (▶ Kap. 8.3.3).

Exkurs: Geschichte der Hormontherapie

Die Anfänge der Hormontherapie gehen zurück bis ins ausgehende 19. Jahrhundert. Durch die Erfolge im Bereich der Schilddrüsenhormone erlebte auch die Forschung um die Sexualhormone neuen Auftrieb und wurde ausgeweitet. Dabei wurden Organpräparaten, die Bestandteile von tierischen Ovarien enthielten, häufig auch kombiniert mit weiteren Zusatzstoffen, eingesetzt. Diese Präparate waren über viele Jahrzehnte weit verbreitet.

Später wurde vermehrt nach chemisch-reinen Wirkstoffen gesucht um diese in der Therapie einzusetzen. Zuerst wurden verschiedene estrogenhaltige Produkte zu Injektion sowie später ein Produkt in Form von Tropfen zum Auftragen auf die Haut angeboten. Dennoch suchte die Forschung weiter nach einem oralen Estrogen. Dies führte 1937 zur Entdeckung von Ethinylestradiol. Dieses wurde in den ersten Testreihen in – nach heutigem Wissensstand – extremhohen Dosierungen eingesetzt, sodass es zu starken Nebenwirkungen kam. In Folge dieser ersten negativen Ergebnisse kam in Deutschland erst 1949 ein ethinylestradiolhaltiges Produkt fürs Klimakterium in niedriger Dosierung auf den Markt. Der Einsatz von Hormonen war sehr beliebt und bei weitem nicht auf klimakterische Beschwerden beschränkt. Vielmehr wurde mit einem „Aufblühen der Frau" oder dem „Erhalt der Weiblichkeit" geworben, die Hormontherapie als Lifestyle-Arzneimittel. 1966 wurde das heute gebräuchliche Estradiolvalerat in die Therapie eingeführt.

In den 1960er Jahren wurde festgestellt, dass die Anwendung reiner Estrogentherapien zu einer deutliche Zunahme der Endometriumskarzinome führt, sodass infolgedessen die kombinierte Hormonersatztherapie mit einem Estrogen und einem Gestagen eingeführt wurde.

Diese wurde, insbesondere in Deutschland in den 1990er Jahren, flächendeckend vorordnet. Zu diesem Zeitpunkt war über mögliche Risiken wenig bekannt und positive Nebeneffekte reichten als Argument um eine Therapie zu beginnen.

Die Veröffentlichung der Ergebnisse der WHI-Studie im Jahr 2002 führte dazu, dass der Einsatz von Hormonpräparaten in der Peri- und Postmenopause kritisch hinterfragt wurde. Die Erkenntnisse dieser und weiterer großangelegter Studien lösten eine breite Diskussion sowohl in der Fachwelt als auch in der Öffentlichkeit aus. Daraufhin kam es schließlich zu einem grundlegenden Wandel im Umgang mit der Hormontherapie.

Durch umfangreiche Studien (▶ Kap. 7.4.1) hat sich die Sicht auf die Hormontherapie verändert. Zwar wurde ihre Wirksamkeit bestätigt, gleichzeitig rückten mit den Studienergebnissen auch die Risiken einer unreflektierten Hormongabe vermehrt in den Mittelpunkt des Interesses.

Die Hormontherapie gemäß den derzeitigen Empfehlungen der wissenschaftlichen Fachgesellschaften erfolgt ausschließlich bei bestehender **Indikation**. Dazu gehören vasomotorische Beschwerden, die die Lebensqualität der betroffenen Frau einschränken.

Der therapeutische Nutzen einer Hormontherapie ist für Frauen bis zum 60. Lebensjahr beziehungsweise bis circa 10 Jahre nach der Menopause verhältnismäßig gut. Für Frauen im Senium sind die Risiken einer HT erhöht, sodass sich das Nutzen-Risiko-Verhältnis verschiebt. Somit liegt ein sinnvoller Therapiebeginn für eine HT nach Möglichkeit in der Peri- oder frühen Postmenopause. Darüber hinaus ist der Beginn selbstverständlich vom Auftreten klimakterischer Beschwerden abhängig.

Vor Beginn der Therapie ist die Beratung und Aufklärung der Betroffenen zum Thema Hormontherapie durch den Frauenarzt angezeigt. Sind der betroffenen Frau die Vorteile und Risiken ihrer Therapie bekannt, kann sie in die Entscheidung über eine mögliche Therapie eingebunden werden. Dies fördert im Fall einer Therapie die Adhärenz der Patientin.

Darüber hinaus ist eine HT nicht für jede Frau geeignet. Die entsprechenden Kontraindikationen sowie individuellen Risikofaktoren sind zu beachten. So stellen Mamma- und Endometriumskarzinome eine absolute **Kontraindikation** dar. Auch bei verschiedenen Herz-Kreislauf-Erkrankungen sowie einer Vorschädigung der Leber, besteht eine relative Kontraindikation, sodass die Therapie besonders sorgfältig abzuwägen ist. Eine MHT ist nur im Ausnahmefall indiziert. Dies gilt auch für Frauen jenseits des 60. Lebensjahrs, da die Risiken der MHT mit zunehmendem Lebensalter der Patientin ansteigen (▶ Kap. 7.4).

Die **Dosierung** einer HT wird individuell angepasst und so niedrig wie möglich gewählt. Der Einstieg in die Therapie erfolgt hierbei mit einer niedrigen Hormondosis und wird anschließend individuell auf titriert. Dabei erfolgt die erste Beurteilung der Therapie nach etwa drei Monaten. Nach dieser Zeit kann die Dosis gegebenenfalls erhöht werden, wenn mit der niedrigen Dosierung kein ausreichendes Ansprechen erzielt wurde. Im weiteren Verlauf der Therapie sind ebenfalls regelmäßige Kontrollen einzuhalten; so ist es empfehlenswert, die Fortsetzung der Therapie einmal jährlich kritisch zu hinterfragen. Dadurch kann die Therapiedauer in der Regel auf wenige Jahre begrenzt werden.

Derzeit wird eine **Therapiedauer** von drei bis fünf Jahren empfohlen. Einzelne Patientinnen leiden über zehn Jahre unter den Symptomen der Wechseljahre, sodass im Einzelfall auch eine längere Anwendung notwendig sein kann. Allerdings ist eine Fortsetzung der Therapie über die empfohlen fünf Jahre hinaus kritisch zu hinterfragen, da das Risiko für unerwünschte Arzneimitteleffekte wie Brustkrebs mit der Behandlungsdauer steigt.

> **Window of opportunity**
> Im Zusammenhang mit möglichen protektiven Effekten auf das kardiovaskuläre System (sowie das Nervensystem) wird das Konzept eines „window of opportunity" diskutiert. Dieses geht davon aus, dass es in einem begrenzten Zeitfenster von maximal 10 Jahren nach der Menopause möglich ist, durch eine Hormontherapie langfristige, positive Effekte auf (Nerven- und) Gefäßsystem zu erzielen.
> Hinweise auf diese Hypothese ergeben sich aus Laboruntersuchungen sowie aus Beobachtungsstudien. Randomisierte, placebokontrollierte Studien untermauern diese Überlegungen für eine Estrogen-Monotherapie. Für die Kombination aus Estrogen und Gestagen sind die Ergebnisse nicht signifikant und somit nur bedingt aussagekräftig.

Die Durchführung einer Hormontherapie kann unterschiedlich gestaltet werden. Therapeutische Gestaltungsspielräume bieten unter anderem die Wahl des passenden Estrogen- und Gestagenderivats, die verschiedenen Möglichkeiten der Applikation sowie die Unterschiede zwischen verschiedenen Schemata zur Hormongabe.

7.1 Hormonderivate in der Therapie

Eine Hormontherapie wird meist als Kombination aus Estrogen plus Gestagen durchgeführt. Die alleinige Gabe eines Estrogens würde das Risiko für proliferative Veränderungen am Endometrium erhöhen, sodass die zusätzliche Gabe eines Gestagens indiziert ist um deren Entstehung vorzubeugen. Lediglich für Frauen, deren Uterus operativ entfernt wurde, wird eine Monotherapie mit einem Estrogenderivat empfohlen.

Eine weitere Ausnahme stellt die vaginale Anwendung von Estradiol oder Estriol dar, auch in diesem Fall wird aufgrund der lokal begrenzten Wirkung des Estrogens auf die Gabe eines Gestagens verzichtet.

7.1.1 Estrogene

Zu den in der Hormontherapie eingesetzten Estrogenderivaten gehören Estradiol, Estradiolvalerat, Estriol sowie die konjugierten Estrogene.

Das naturidentische **Estradiol** hat bei oraler Einnahme aufgrund seiner umfangreichen Metabolisierung bei der ersten Leberpassage eine geringe Bioverfügbarkeit. Um den First-Pass-Effekt zu umgehen wird Estradiol transdermal in Form von Gelen oder Pflastern appliziert.

Häufig werden Estradiolester wie beispielsweise **Estradiolvalerat** in der Therapie eingesetzt. Durch eine Veresterung an C17 des Grundgerüsts werden die Eigenschaften dieser Derivate verbessert. Ein großer Vorteil gegenüber Estradiol ist die längere Halbwertszeit und somit eine längere Wirkdauer, da die Metabolisierung durch die Veresterung erschwert wird.

Die Wirksamkeit von **Estriol** ist schwächer als die von Estradiol oder Estradiolvalerat. Bei oraler Anwendung kommen nur etwa 1–2 % unverändert im Blutkreislauf an. In der

Praxis spielt die orale Anwendung von Estriol kaum eine Rolle. Von Bedeutung ist jedoch die vaginale Anwendung von Estriol bei degenerativen Prozessen der Vaginalschleimhaut(▶ Kap. 7.6).

Konjugierte Estrogene werden aus dem Harn trächtiger Stuten gewonnen und sind ein Gemisch aus Sulfaten verschiedener Estrogenderivate. Neben Estronsulfat ist vor allem Sulfate des Equilins und des Dihydroequilins relevante Bestandteile dieses Vielstoffgemischs. Die enthaltenen Konjugate sind weitgehend inert und werden erst nach Abspaltung des Sulfatrests zu aktiven Metaboliten. Diese Aktivierung findet im Zielgewebe statt.

Das synthetische Estrogenderivat **Ethinylestradiol** spielt in der menopausalen Hormontherapie so gut wie keine Rolle mehr. Sein Schwerpunkt sind die oralen Kontrazeptiva, diese enthalten bis auf wenige Ausnahmen Ethinylestradiol als Estrogen-Komponente.

7.1.2 Gestagene

Progesteron ist das natürliche vorkommen Gestagenderivat des menschlichen Körpers (▶ Kap. 2.3). Schwierigkeiten in der Therapie bereitet vor allem sein ausgeprägter First-Pass-Effekt bei oraler Gabe, trotzdem kann eine akzeptable Aufnahme in den systemischen Blutkreislauf durch mikronisiertes Progesteron erreicht werden. Dennoch sind vergleichsweise hohe Dosierungen von 100 bis 300 mg notwendig um therapeutische Progesteronspiegel zu erzielen. Bei der umfangreichen First-Pass-Metabolisierung von Progesteron entstehen außerdem Metaboliten, die therapierelevante Eigenschaften aufweisen. Diese beeinflussen die Psyche und wirken leicht sedierend, weshalb die abendliche Einnahme empfohlen wird. Zusätzlich wirkt Progesteron leicht diuretisch; dies beruht auf seiner Wirkung als Aldosteron-Antagonist. Gerade bei Frauen in der Perimenopause, die häufig über Wassereinlagerungen berichten, kann diese Eigenschaft ein willkommener Nebeneffekt sein. Über den gleichen Mechanismus kann natürliches Progesteron die Effekte einer oralen Estrogengabe auf die Blutdruckregulation ausgleichen.

Im Gegensatz zu natürlichem Progesteron zeigen die synthetischen Gestagenderivate diese Eigenschaft nicht; sie nehmen keinen Einfluss auf das Renin-Angiotensin-Aldosteron-System und somit auf den Blutdruck.

Für mikronisiertes orales Progesteron wird eine bessere Resorption bei der Einnahme zu einer Mahlzeit beobachtet als bei Einnahme auf nüchternen Magen. Dennoch wird für orale Progesteronpräparate die Einnahme mit einem Abstand von mindestens anderthalb Stunden zur letzten Mahlzeit empfohlen. Die Resorption aus dem Gastrointestinaltrakt erfolgt rasch und die Bioverfügbarkeit der Einnahme in nüchternem Zustand liegt bei etwa 10 %. Neben mikronisiertem Progesteron kommen verschiedene synthetische Derivate zur Anwendung. Diese können in zwei große Untergruppen geteilt werden, die Progesteronderivate wie Medroxyprogesteronacetat, Chlormadinonacetat und Dydrogesteron und die 19-Nortestosteronderivate, zu denen Norethisteron, Levonorgestrel und Dienogest zählen.

In der Therapie sind die unterschiedlichen androgenen und mineralocorticoiden Effekte zu berücksichtigen. Diese beruhen auf der teilweisen Bindung der verschiedenen Derivate an verschiedene Steroidrezeptoren wie den Glucocorticoid-, den Androgen- und den Mineralocorticoidrezeptor. In Abhängigkeit des jeweiligen Bindungsverhaltens des Derivats an die genannten Rezeptoren werden glucocorticoide, androgene und mineralocorticoide Partialwirkungen beobachtet. Einige Derivate weisen auch antiandrogen Partialwirkungen auf.

Progesteronderivate

Durch die Hydroxylierung und anschließende Veresterung an C17 des Progesteron-Grundgerüsts wurde die Wirkdauer verlängert und die orale Bioverfügbarkeit verbessert.

Chlormadinonacetat hat eine Bioverfügbarkeit von nahezu 100 %, sodass therapeutische Dosierungen im Bereich von 1 bis 2 mg liegen. Zum Vergleich: Progesteron wird bei oraler Anwendung im Bereich von 100 bis 300 mg pro Tag dosiert. Darüber hinaus hat Chlormadinonacetat eine antiandrogene Partialwirkung. Chlormadinonacetat wird ins Fettgewebe eingelagert und infolgedessen nur sehr langsam wieder aus dem Körper ausgeschieden.

Medroxyprogesteronacetat (MPA) hat ebenfalls eine hohe Bioverfügbarkeit von nahezu 100 %. Neben der oralen Applikation steht MPA auch in Form eines Depotpräparats zur Verfügung. MPA verfügt über geringe androgene Effekte sowie über ausgeprägte glucocorticoide Eigenschaften.

Cyproteronacetat wird ebenfalls sehr gut resorbiert, seine Bioverfügbarkeit liegt nahe 100 %. Eine Besonderheit von Cyproteronacetat ist seine ausgeprägtr antiandrogene Wirkung. Cyproteronacetat ist aufgrund seiner antiandrogenen Wirkung eine Therapieoption für Frauen mit Hirsutismus beziehungsweise androgenetischer Alopezie. Daneben wird Cyproteronacetat in Kombination mit einem Estrogen als Kontrazeptivum bei Frauen mit schwerer Akne vulgaris eigesetzt. Zusätzlich zur antiandrogenen Wirkung verfügt dieses Derivat auch über eine glucocorticoide Partialwirkung. Wie andere synthetische Gestagene reichert sich Cyproteronacetat im Fettgewebe an.

Beim Gestagenderivat **Dydrogesteron** steht die gestagene Wirkung im Vordergrund. Antiandrogenen und glucocorticoide Partialwirkungen sind nicht vorhanden, leichte antiestrogen und schwach antimineralocorticoide Effekte wurden beschrieben. Im Vergleich zu anderen Derivaten sind die Partialwirkungen vernachlässigbar („reines Gestagen").

19-Nortestosteronderivate

Die 19-Nortestosteronderivate sind sehr potente Gestagene. Sie verfügen – bis auf Dienogest – über eine androgene Partialwirkung. Dies kann durch die strukturelle Ähnlichkeit zu Testosteron leicht erklärt werden.

Norethisteron und sein Prodrug **Norethisteronacetat** haben eine gute orale Bioverfügbarkeit (50–70 % für Norethisteron); auch die transdermale Applikation ist für Norethisteronacetat eine mögliche Option. Norethisteron weist keine glucocorticoiden oder antimineralocorticoiden Eigenschaften auf, lediglich eine leicht androgene Partialwirkung ist vorhanden. Diese ist schwach ausgeprägt, sodass sie bei niedrigen Dosierungen und gleichzeitiger Kombination mit einem Estrogen klinisch nicht relevant ist.

Levonorgestrel ist ein Gestagenderivat mit einer Bioverfügbarkeit von annähernd 100 % bei oraler Einnahme. Neben der oralen Anwendung stehen auch levonorgesterelhaltige Pflaster zur transdermalen Applikation sowie Intrauterinpessare zur Verfügung. Die Anwendung von Levonorgestrel ist weitverbreitet, sowohl in der menopausalen HT als auch zur Kontrazeption. Levonorgestrel verfügt über eine leicht androgene Partialwirkung, weshalb in der Regel niedrige Dosierungen bevorzugt werden. Darüber hinaus besitzt Levonorgestrel ausgeprägt antiestrogene Eigenschaften.

Dienogest ist ein potentes Gestagenderivat, welches insbesondere im Bereich der oralen Kontrazeptiva eine große Rolle spielt. Die Bioverfügbarkeit von Dienogest liegt bei 96 %. Es besitzt eine leicht-antiandrogene Partialwirkung, löst aber keine glucocorticoiden oder antimineralocorticoiden Effekte aus. Aufgrund der gering ausgeprägten Partialwirkungen wird Dienogest auch als „reines Gestagen" bezeichnet.

Sonderfall: Tibolon

Das 19-Nortestosteronderivat Tibolon (Liviella®) ist eine Besonderheit in der Hormontherapie. Seine verschiedenen Metaboliten entfalten unterschiedliche (Partial-)Wirkungen, sodass sowohl estrogene als auch gestagene Wirkungen sowie ausgeprägte androgene Effekte erzielt werden. Unter anderem hemmt einer der Metaboliten den Knochenabbau. Es wird zur Prophylaxe der menopausale Osteoporose sowie zur Behandlung von klimakterischen Beschwerden eingesetzt. Das Nutzen-Risiko-Verhältnis ist ähnlich wie bei einer HT aus Estrogen plus Gestagen.

7.1.3 Androgene

Die Gabe von Androgenen spielt in der Hormontherapie eine untergeordnete Rolle, bei einzelnen Frauen – mit Symptomen eines Androgenmangels – kann die zusätzliche Gabe eines Androgens jedoch sinnvoll sein. Allerdings erfolgt diese ausschließlich in Kombination mit einem Estrogen.

Diskutiert wird über den Nutzen von Androgenen im Zusammenhang mit einem Libidoverlust im Klimakterium. Eine positive Wirkung konnte bisher allerdings ausschließlich bei ovarektomierten Frauen nachgewiesen werden. Bei diesen Patientinnen steigern Androgene das Wohlbefinden sowie das sexuelle Interesse.

Eine Herausforderung für den behandelnden Arzt stellt die Dosierung dar, denn derzeit steht in Deutschland kein Präparat zu Verfügung, welches speziell für Frauen konzipiert wurde und somit zugelassen ist. Kommen Produkte zum Einsatz, die auf den männlichen Hormonhaushalt zugeschnitten sind, besteht die Gefahr der Überdosierung. Gegebenenfalls können androgenen Effekte auch durch die Wahl eines Progesterons mit androgener Partialwirkung wie zu Beispiel Norethisteronacetat oder Levonorgestrel erzielt werden.

7.1.4 Unterschiedliche Applikationswege

Prinzipiell ist die Resorption von Arzneistoffen über verschiedene Wege möglich. In Abhängigkeit von den Eigenschaften des Arzneistoffs werden unterschiedliche Applikationsarten bevorzugt.

Orale Gabe

Eine orale Gabe von Sexualhormonen ist grundsätzlich möglich. Ein Vorteil der oralen Applikation von Arzneistoffen ist die einfache und unkomplizierte Einnahme sowie die große Akzeptanz bei den Anwenderinnen. Ihr großer Nachteil im Bereich der Hormontherapie ist die schlechte orale Bioverfügbarkeit der natürlichen Hormonderivate. Dies führt dazu, dass vergleichsweise große Hormonmengen benötigt werden um ausreichend Hormonspiegel am Wirkort zu erzielen. Ein Trick, damit dennoch vergleichsweise große Wirkstoffanteile ankommen, kann beispielsweise die Mikronisierung eines Wirkstoffs sein. So wird die Aufnahme im Darm verbessert. Dies wird beispielsweise bei Progesteron genutzt. Eine weitere Möglichkeit ist der Einsatz von synthetischen Derivaten, deren Bio-

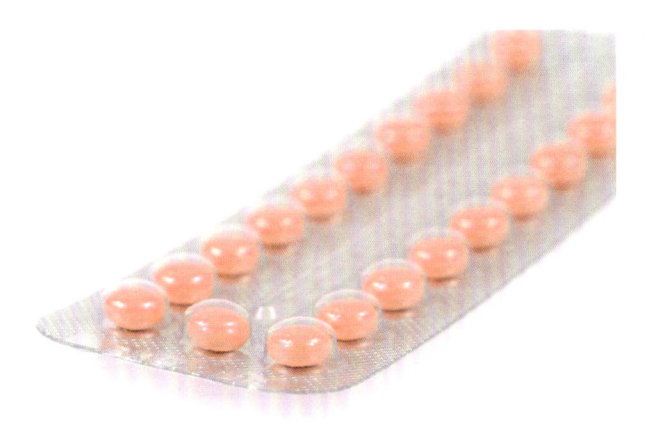

Abb. 7.1 Bei oraler Einnahme von Hormonen werden vergleichsweise große Hormonmengen benötigt.

verfügbarkeit durch kleine Veränderungen in der Molekülstruktur verbessert wurde. Alternativen stellen die transdermale Applikation sowie die vaginale beziehungsweise intrauterine Applikation dar.

Transdermale Applikation

Bei der transdermalen Anwendung wird die Haut als Resorptionsfläche genutzt. Dies hat den Vorteil, dass der First-Pass-Effekt umgangen wird und somit geringere Hormonmengen für eine therapeutische Dosierung ausreichend sind. Grundsätzlich ist eine transdermale Applikation nur möglich, wenn die Haut eine ausreichende Durchlässigkeit für den entsprechenden Arzneistoff aufweist. Dies ist bei Estradiol sowie bei einigen Gestagenderivaten der Fall.

Neben transdermalen therapeutischen Systemen („Pflaster") werden verschiedene Gele und seit Juni 2016 ein estradiolhaltiges Spray, Lenzetto®, angeboten (◘ Tab. 7.1).

Derzeit gilt die transdermale Therapie mit Estradiol, insbesondere im Hinblick auf Thrombosen und Lungenembolien, als die sicherste Therapievariante. Untersuchungen haben gezeigt, dass der Anstieg des Thromboembolierisikos bei transdermal applizierten Estrogenen niedriger ist als bei einer oralen Einnahme. Somit ist vor allem bei Risikopatientinnen die transdermale Therapie zu bevorzugen. Als Ursache wird vermutet, dass durch die Umgehung der Leberpassage die Synthese von Gerinnungsfaktoren in der Leber weniger beeinträchtigt wird. Die orale Einnahme von Estrogenen löst in der Leber die vermehrte Synthese verschiedener Proteine, darunter auch Gerinnungsfaktoren, aus. Folglich ist unter einer oralen Estrogentherapie das Thromboserisiko höher. Gleichzeitig besteht ein Zusammenhang zwischen den positiven Effekten der Estrogene auf den Fettstoffwechsel und ihrer Wirkung an der Leber. Zu den Nachteilen der transdermalen Therapie gehören lokale Hautreizungen.

Vaginale Anwendung

Eine sehr große Rolle spielt auch die vaginale Anwendung estrogenhaltiger Zubereitungen. Hier steht in der Regel die Behandlung lokaler Beschwerden im Vordergrund. Prinzipiell kann jedoch auch durch eine vaginale Applikation von Estrogenen eine Aufnahme in den Blutkreislauf erzielt werden. Hierbei entscheidet die Dosierung, ob es ausschließlich zu einer lokalen Wirkung kommt oder doch systemische Effekte auftreten (► Kap. 7.6).

Tab. 7.1 Arzneimittel zur Hormonersatztherapie. Mutschler 2014

Estrogen	Gestagen	Handelspräparate (Beispiele)
Estrogene zur oralen Anwendung		
Estradiol (1/2 mg)	–	Estrifam®
Estradiolvalerat (2 mg)	–	Progynova®
Konjugierte Estrogene (0,6 mg)	–	Presomen® 28/0,6 mg
Estriol (2 mg)		Estriol 2 mg fem JENAPHARM®
Estrogene zur transdermalen Anwendung		
Estradiol (Freisetzungsrate des TTS: 25 µg/Tag, 37,5 µg/Tag, 50 µg/Tag, 75 µg/Tag, 100 µg/Tag)	–	Dermestril® 25/50, Dermestril®-Septem 25/50/75, Estramon® 25/37,5/50/75/100, Fem7® 50
Estradiol (0,75 mg/Dosiereinheit)	–	Gynokadin® Dosiergel
Estradiol (1,53 mg/Sprühstoß)	–	Lenzetto® transdermales Spray
Gestagene zur oralen Anwendung		
–	Progesteron (100 mg)	Utrogest®
Kombinationspräparate zur oralen Anwendung		
Estradiol (1–2 mg)	Norethisteronacetat (0,5–1,0 mg)	Activelle®
	Dydrogesteron (5–10 mg)	Femoston®
	Drospirenon (2 mg)	Angeliq®
Estradiolvalerat (1–2 mg)	Levonorgestrel (0,15 mg)	Klimonorm®
	Medroxyprogesteronacetat (10 mg)	Indivina®
	Cyproteronacetat (1 mg)	Climen®
Konjugierte Estrogene (0,3–0,6 mg)	Medrogeston (5 mg)	Presomen® 28 compositum

Tab. 7.1 Arzneimittel zur Hormonersatztherapie. Mutschler 2014 (Fortsetzung)

Estrogen	Gestagen	Handelspräparate (Beispiele)
Kombinationpräparate zur transdermalen Anwendung, kontinuierlich		
Estradiol (Freisetzungsrate: 30 µg/Tag)	Norethisteronacetat (Freisetzungsrate: 95 µg/Tag)	Estramon® conti 30/95
Estradiol (Freisetzungsrate: 40 µg/Tag)	Norethisteronacetat (Freisetzungsrate: 130 µg/Tag)	Estramon® conti 40/130
Estradiol (Freisetzungsrate: 50 µg/Tag)	Levonorgestrel (Freisetzungsrate: 7 µg/Tag)	Fem 7® Conti
Kombinationspräparate zur transdermalen Anwendung, sequenziell		
Phase I: Estradiol (Freisetzungsrate: 50 µg/Tag)	Phase I: –	Sequidot®
Phase II: Estradiol (Freisetzungsrate: 50 µg/Tag)	Phase II: Norethisteronacetat (Freisetzungsrate: 250 µg/Tag)	
Phase I: Estradiol (Freisetzungsrate: 50 µg/Tag)	Phase I: –	Fem 7® Sequi
Phase II: Estradiol (Freisetzungsrate: 50 µg/Tag)	Phase II: Levonorgestrel (Freisetzungsrate: 10 µg/Tag)	

Intrauterine Anwendung

Eine Besonderheit unter den verschiedenen Arzneiformen sind levonorgestrelhaltige Intrauterinpessare, diese werden im Einzelfall genutzt um die Gestagen-Komponente einer kombinierten Hormontherapie bereitzustellen. Derzeit ist die Datenlage zur dieser speziellen Applikationsform im Bereich der menopausalen Hormontherapie sehr begrenzt, sie stellt somit keine Standardtherapie dar.

7.1.5 Therapieschemata, kontinuierlich vs. zyklisch

Es gibt eine Reihe möglicher Therapieschemata für die Hormontherapie (o Abb. 7.2). Die Auswahl eines geeigneten Therapieschemas erfolgt zum einen anhand des menopausalen Status und wird zum anderen an die individuellen Bedürfnisse der einzelnen Anwenderin angepasst.

Zyklisch. Hierbei wird die Hormongabe an den Zyklus angepasst, typischerweise erfolgt die Einnahme eines Estrogens über 21 Tage, an diese Zeit schließt sich ein hormonfreies Intervall von sieben Tagen an.

Sequenziell. An bestimmten Tagen des Zyklus beziehungsweise in regelmäßigen Abständen erfolgt die Hormoneinnahme über eine bestimmt Anzahl an Tagen. In der Regel erfolgt eine Gestagengabe in der zweiten Zyklushälfte über 10 bis 14 Tage.

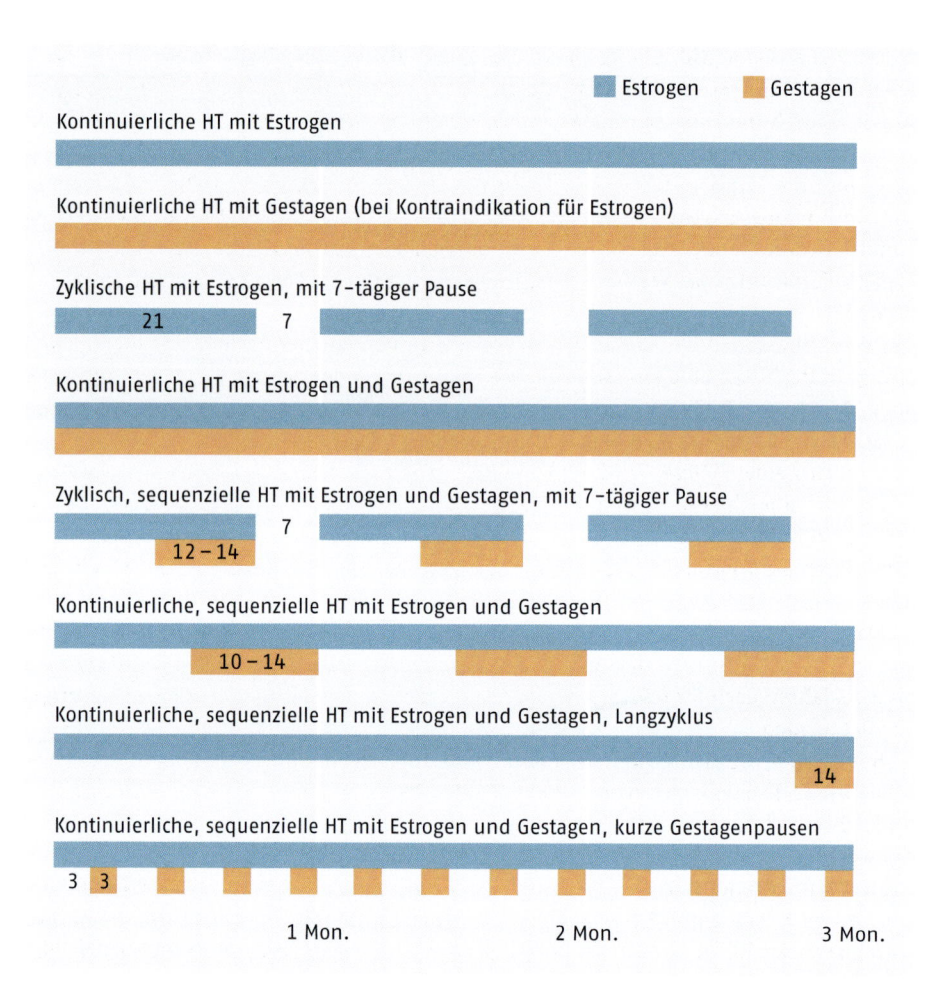

Abb. 7.2 Therapieschemata im Vergleich

Kontinuierlich. Das entsprechende Hormon wird ohne eine zeitweise Unterbrechung täglich eingenommen beziehungsweise angewendet.

Zu Beginn der Perimenopause wird in der Regel zuerst ein Abfall der Progesteronspiegel beobachtet, bevor später auch die Estradiolspiegel sinken. Klagen Patientinnen in dieser Phase über Beschwerden wie Mastodynie, Wasserretentionen und Stimmungsschwankungen, kann eine sequenzielle Gabe von oralem, mikronisierten Progesteron indiziert sein. Alternativ kann, falls dies aufgrund von individuellen Begleiterscheinungen sinnvoll ist, auch ein anderes Gestagenderivat ausgewählt werden. So kann beispielsweise ein antiandrogen wirksames Derivat bei zusätzlichen Androgenisierungserscheinungen eingesetzt werden. Bei Patientinnen mit verminderter Libido (oder deutlichen Blutungsstörungen) bietet sich ein Derivat mit androgenen Eigenschaften an. Bei der Auswahl des Gestagens ist es deshalb wichtig, die zum Teil sehr unterschiedlichen Partialwirkungen zu beachten und die jeweiligen Bedürfnisse des Einzelfalls zu berücksichtigen.

Mit einer sequenziellen Gestagengabe kann das hormonelle Ungleichgewicht zwischen Estrogenen und Gestagenen in der frühen Perimenopause ausgeglichen werden. Bei einer sequenziellen Gabe wird ein Gestagen über 10 bis 14 Tage pro Zyklus verabreicht – typischerweise in der zweiten Zyklushälfte um die Transformation des Endometriums anzustoßen. Durch die Progesterongabe wird zum einen der Estrogendominanz und ihren Folgen wie beispielsweise Brustspannen und Ödembildung entgegengewirkt. Gleichzeitig wird über die Hypophyse die übermäßige Estradiolsekretion gedrosselt. Zum anderen wird verhindert, dass es zu einem übermäßigen Aufbau (Hyperplasie) des Endometriums kommt, wodurch indirekt starke und langanhaltende Blutungen reduziert werden. Gleichzeitig schützt die Gestagengabe somit vor der Entstehung von Endometriumskarzinomen.

Bei perimenopausalen Frauen sowie Patientinnen, in der frühen Postmenopause, erfolgt in der Regel eine zyklische Estrogengabe. Bei dieser folgt auf eine Estrogengabe über 21 Tage eine 7-tägige Therapiepause. Bei Frauen mit Gebärmutter ist grundsätzlich zusätzlich zum Estrogen ein Gestagen indiziert um vermehrte Endometriumshyperplasien zu vermeiden. Dieses wird in der Regel sequenziell über 12 bis 14 Tage verabreicht. Alternativ ist auch eine kontinuierliche-sequenzielle Gabe denkbar. Auch unter diesem Schema kommt es aufgrund der sequenziellen Gestagengabe zu einer Blutung. Häufig kann durch die kontinuierliche Estrogengabe eine bessere Symptomkontrolle erzielt werden.

Da die endogene Estrogenproduktion kontinuierlich weiter abfällt und mit dem Erreichen der Menopause nahezu komplett eingestellt wird, kann die Therapie – meist etwa ein bis zwei Jahren nach ihrem Beginn – angepasst und beide Hormone kontinuierlich angewendet werden.

Bei Frauen, die zu Zwischenblutungen neigen, ist in dieser Phase weiterhin eine sequenzielle Therapie zu bevorzugen. Auf diese Weise können unangenehme Zwischen- und Schmierblutungen vermieden werden, ohne dass der Behandlungserfolg beeinträchtigt wird.

In der Postmenopause wird in der Regel eine kontinuierliche Anwendung bevorzugt. Denn etwa zwei bis drei Jahre nach der Menopause hat sich das Endometrium bereits soweit zurückgebildet, dass auch bei einer kontinuierlichen Anwendung keine Blutungen zu erwarten sind. Außerdem führt eine zyklische Estrogengabe ein bis zwei Jahre nach der Menopause dazu, dass es im hormonfreien Intervall häufig zu einem vermehrten Auftreten von unerwünschten Wechseljahresbeschwerden kommt.

Selten eingesetzt wird der Langzyklus aus kontinuierlicher Estrogen- und sequenzieller Gestagengabe. Die Besonderheit dieses Therapieschemas ist die ausschließliche Therapie mit einem Estrogen über maximal drei Monate. Im Anschluss wird zusätzlich über mindestens 14 Tage ein Gestagen verabreicht. Besonders für Frauen mit schwachen Entzugsblutungen kann diese Form der Hormongabe eine Therapieoption darstellen. Ein vermehrtes Auftreten von Endometriumskarzinomen wurde bisher nicht beobachtet, allerdings sind die Entzugsblutungen häufig stärker als unter der normalen kontinuierlich-sequenziellen Therapie.

Eine weitere Alternative ist die kontinuierlich-sequenzielle Hormontherapie mit kurzen Gestagenpausen. Bei diesem Einnahmeschema wird das Estrogen kontinuierlich und das Gestagen sequenziell mit kurzen Pausen eingenommen, zum Beispiel wechseln sich drei Tage mit Gestagen-Einnahme und drei gestagenfreie Tage ab. Bei postmenopausalen Frauen bleibt die Blutung unter diesem Schema in der Regel aus.

7.2 Therapieende

Regelmäßige Kontrollen der MHT ermöglichen ein individuelles und frühzeitiges Ende der Behandlung. Da die Risiken mit der Dauer der Therapie ansteigen, sind regelmäßige Kontrollen und Absetzversuche sinnvoll. Unter einer laufenden Therapie kann kaum beurteilt werden, ob diese weiterhin notwendig ist. Dies kann meist nur mithilfe eines Auslassversuchs herausgefunden werden. Diese werden bestenfalls in regelmäßigen Abständen, etwa alle sechs bis zwölf Monate, unternommen.

Flammen die Beschwerden nach dem Absetzen erneut auf, kann die Hormontherapie gegebenenfalls wieder aufgenommen werden, eventuell in einer niedrigeren Dosierung. Leichte Beschwerden können auch ein Folge des Therapieendes sein, insbesondere ein abruptes Absetzen der Hormonpräparate kann vermehrt zu Hitzewallungen und Schweißausbrüchen führen. Deshalb ist, um eine mögliche Entzugssymptomatik abzumildern, eine langsame Dosisreduktion über zwei bis drei Monate empfehlenswert. Besonders einfach ist dies bei den Gelen möglich, da diese sehr individuell dosiert werden können.

Alternativ kann eine HT auch in so niedriger Dosierung durchgeführt werde, dass lediglich massive Beschwerden gelindert werden, ohne eine vollständige Symptomfreiheit zu erzielen. Diese Strategie hat den Vorteil, dass die Anwenderin bemerkt, wenn ihre Hitzewallungen nachlassen. In Absprache mit dem Frauenarzt kann dann die Dosierung weiter gesenkt beziehungsweise die Therapie beendet werde.

In der Regel wird eine Hormontherapie über zwei bis fünf Jahre durchgeführt. Dabei können ausgeprägte individuelle Schwankungen beobachtet werden, sodass es im Ausnahmefall notwendig sein kann, eine Hormontherapie über einen Zeitraum von mehr als fünf Jahren fortzuführen.

7.3 Kontraindikationen

Nicht jede Therapie ist für jeden Patienten geeignet. Wichtige Hinweise auf Patientengruppen, für die die Hormontherapie nicht geeignet ist, geben die entsprechenden absoluten und relativen Kontraindikationen. Liegt eine absolute Kontraindikation vor, werden entsprechende Alternativen zur MHT in Betracht gezogen. Bei einer relativen Kontraindikation ist die Entscheidung für oder gegen eine MHT besonders sorgfältig abzuwägen. Je nach Schwere der Kontraindikation kann gegebenenfalls eine MHT unter der Voraussetzung, dass die Dosierung entsprechend angepasst sowie spezielle Maßnahmen zur Therapieüberwachung ergriffen werden, durchgeführt werden.

Nicht geeignet ist die Hormontherapie für Patientinnen mit einen Mamma- oder Endometriumskarzinom. Insbesondere hormonabhängige Tumore stellen, vor dem Hintergrund, dass Estrogene das Wachstum entsprechender Tumorzellen fördern, eine absolute Kontraindikation dar. Die Therapie von Wechseljahresbeschwerden in diesem Patientenkollektiv stellt eine besondere Herausforderung dar (▶ Kap. 9). Vaginale Blutungen bedürfen einer genauen Abklärung vor Beginn einer Hormonbehandlung. Prinzipiell ist vor Therapiebeginn auch eine Schwangerschaft auszuschließen.

Mit Blick auf thromboembolische Vorerkrankungen sowie eine erhöhte Thromboseneigung ist besondere Vorsicht geboten. Denn Estrogene erhöhen das Risiko für thromboembolische Ereignisse zusätzlich – bei Frauen über dem 40. Lebensjahr werden unabhängig von einer HT vermehrt Thrombosen beobachtet. Bei Frauen mit akuten thromboembolischen Erkrankungen ist eine HT kontraindiziert. Auch Thrombosen in der Vergangenheit und Thrombophilie sind relative Kontraindikationen, bei denen die Entscheidung für eine Therapie unter Berücksichtigung der individuellen Nutzen-Risiko-Konstellation der einzelnen Frau besonders sorgfältig abgewogen wird. Gegeben falls ist bei diesen Patientinnen aufgrund des geringeren Thromboembolie-Risikos (▶ Kap. 7.1.4) eine transdermale Applikation der Wirkstoffe zu bevorzugen.

Liegt eine akute Lebererkrankung vor, ist es notwendig, den Therapiebeginn zu verschieben bis sich die Leberfunktion normalisiert hat. Bei einer chronischen Dysfunktion der Leber kommt – bei entsprechend schwerwiegender Symptomatik – eventuell eine niedrig dosierte transdermale Estrogengabe gegebenenfalls in Kombination mit einer vaginalen Progesteron-Anwendung in Frage. In diesem Fall ist die weitere Entwicklung der Leberfunktion unter der HT zu überwachen.

Weitere relative Kontraindikationen stellen eine Cholestase und Cholezystolithiasis, Pankreatitis, Hyperlipoproteinämie vom Typ IV und V, Blutdruckanstieg unter Estrogen-Einnahme, akut intermittierende Porphyrie, eine Endometriose und Uterusmyome dar. Eine engmaschige Überwachung der HT wird darüber hinaus für Migräne- und Epilepsie-Patientinnen empfohlen, da eine HT diese Erkrankungen beeinflussen kann.

7.4 Risiken und Nebenwirkungen

Wie für jede andere Arzneimitteltherapie gilt auch für die Hormontherapie keine Wirkung ohne Nebenwirkung. Aufgabe von Ärzten und Apothekern ist es die betroffenen Frauen umfassend und verständlich über mögliche Nebenwirkungen und Risiken der Therapie zu informieren. Gleichzeitig ist darauf zu achten, dass die positiven Aspekte der Therapie ebenfalls angesprochen werden.

Nebenwirkungen

Typische Nebenwirkungen einer Hormontherapie sind **Schmierblutungen** und andere Blutungsstörungen. Gerade zu Beginn einer Hormontherapie kann es vermehrt zu Blutungen kommen, da der Körper durch die veränderte Hormonsituation irritiert ist. Nach einigen Wochen passt sich der Körper an die neue Situation an und die Blutungen lassen nach. Ist dies nicht der Fall, muss der Arzt aufgesucht werden. Gegebenenfalls kann durch ein verändertes Dosierschema eine Verbesserung erzielt werden. Außerdem müssen andere Ursachen für irreguläre, vaginale Blutungen ausgeschlossen werden. Darüber hinaus sind Schmerzen und **Spannungsgefühle** der **Brust (Mastodynie)**, Übelkeit und weitere gastrointestinale Beschwerden insbesondere **Blähungen** und Krämpfe sowie **Flüssigkeitsretention** in den Extremitäten Nebenwirkungen, die mit der menopausalen Hormontherapie assoziert sind. Eine leichte **Gewichtszunahme** ist ebenfalls möglich. Vor allem die subkutanen Fettdepots sind von einer Zunahme betroffen, wohingegen der Anteil an abdominalem Fett tendenziell abnimmt. Auch **Stimmungsschwankungen**, Beschwerden an den Augen mit Kontaktlinsenunverträglichkeit sowie **Leberfunktionsstörungen**, insbesondere bei oraler Einnahme, gehören zu den unerwünschten Arzneimittelwirkungen einer Hormontherapie. Auch unspezifische Nebenwirkungen wie **Kopfschmerzen** und **Müdigkeit** werden beobachtet.

Faktoren:

Starkes Übergewicht (über 20 kg) + 45

Alkohol (zwei Drinks und mehr pro Tag) + 27

Zu wenig Bewegung (weniger als 4 Stunden pro Woche) + 27

Rauchen + 24

10 Jahre Hormontherapie + 6

5 Jahre Hormontherapie + 2

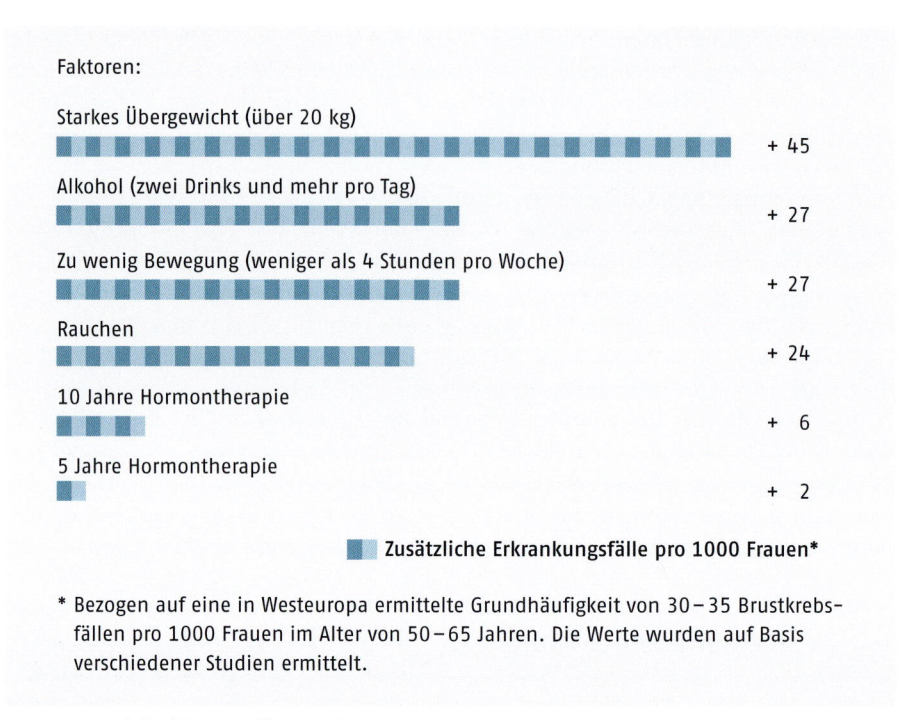

Zusätzliche Erkrankungsfälle pro 1000 Frauen*

* Bezogen auf eine in Westeuropa ermittelte Grundhäufigkeit von 30–35 Brustkrebsfällen pro 1000 Frauen im Alter von 50–65 Jahren. Die Werte wurden auf Basis verschiedener Studien ermittelt.

○ **Abb. 7.3** Risikofaktoren für Brustkrebs

Risiken

Die möglichen Risiken der Hormontherapie wurden in den vergangenen Jahren ausführlich diskutiert, dies war sinnvoll und notwendig. Gleichzeitig dürfen die Vorzüge einer Hormontherapie nicht übersehen werden. Vorteilhaft ist die umfangreiche Datenlage zur Anwendung einer MHT. Im Gegensatz zu anderen Therapieansätzen sind die Risiken, insbesondere langfristige Effekte, vergleichsweise gut untersucht. Für alternative Therapieansätze liegen diesbezüglich kaum bis keine Daten vor.

Um die Risiken, die mit einer HT verbunden sind, bewerten zu können, ist eine Abgrenzung zwischen einer derzeitigen Einnahme, einer Einnahme in der Vergangenheit und der Einnahme, die vor kurzem beendet wurde, notwendig. Darüber hinaus ist auch der Zeitpunkt der Einnahme – im Verhältnis zur Menopause einer Frau – ein entscheidender Faktor im Hinblick auf die möglichen Risiken der Behandlung. Insbesondere für Frauen, deren Menopause zehn oder mehr Jahre zurückliegt, fällt das Verhältnis von Nutzen und Risiko negativ aus, da die Risiken für diese Altersgruppe ansteigen.

Mehrere große Studien, die zu Beginn des 21. Jahrhunderts veröffentlicht wurden, wie die Women's Health Initiative-Studie, zeigten die Risiken einer Langzeitanwendung von weiblichen Hormonen auf. Insbesondere ein erhöhtes Risiko für kardiovaskuläre Ereignisse und Brustkrebs (◘ Tab. 7.2). Seitdem wird der Einsatz von Hormonen nach der Menopause sehr kritisch gesehen.

Mit Blick auf das Mammakarzinom ist derzeit davon auszugehen, dass durch die Anwendung von Hormonpräparaten das Risiko zu erkranken ansteigt, wobei auch die Dauer und die Dosierung der Hormone das Ausmaß des Risiko-Anstiegs beeinflussen. In absoluten Zahlen gesprochen zeigen die Ergebnisse, dass eine 5-jährige Therapie mit eine

Kombinationspräparat das Risiko an Brustkrebs zu erkranken von 19:1000 unter Placebo auf 23:1000 unter Verum erhöht. Um diesen Risikoanstieg zu beurteilen ist auch ein Vergleich mit anderen Risikofaktoren für Brustkrebs (o Abb. 7.3) sinnvoll. Nach dem Ende der Hormontherapie sinkt das erhöhte Brustkrebsrisiko langsam wieder ab und erreicht fünf Jahre nach Therapieende den Basiswert.

Eine Metaanalyse aus dem Jahr 2015 zeigt bereits in den ersten fünf Jahren einer Hormontherapie ein erhöhtes Risiko für Ovarialkarzinome. Allerdings sind Ovarialkarzinome vergleichsweise selten, sodass sich das absolute Risiko nur geringfügig erhöht. Für eine HT über fünf Jahre im Lebensalter von 50 bis 54 Jahren liegt das Risiko somit bei einem zusätzlichen Ovarialkarzinom pro 1000 Anwenderinnen.

Das Risiko für Karzinome des Endometriums ist unter einer systemischen Estrogentherapie deutlich erhöht, sodass Frauen, bei denen die Gebärmutter nicht operativ entfernt wurde, immer eine Kombinationstherapie aus Estrogen und Gestagen erhalten. Für die Kombination aus Estrogen plus Gestagen sowie für die lokale Estrogentherapie in adäquater Dosierung ist die Erkrankungswahrscheinlichkeit nicht erhöht.

Darüber hinaus ist bekannt, dass Estrogene das Thromboembolierisiko erhöhen. Insbesondere im ersten Jahr einer Therapie ist die Wahrscheinlichkeit, eine venöse Thrombose zu erleiden, erhöht; in den weiteren Jahren der Therapie fällt diese wieder. Bei Betrachtung der absoluten Zahlen zeigt sich, dass die relative Risikoerhöhung bei Frauen in der frühen Postmenopause weniger ins Gewicht fällt als bei denjenigen in der späten Postmenopause. Für eine Kombinationstherapie aus Estrogen und Gestagen über fünf Jahre werden fünf zusätzliche Ereignisse pro 1000 Frauen zwischen 50 und 59 Jahren berichtet, ohne Therapie werden vier Ereignisse pro 1000 Frauen im selben Alter beobachtet. Eine transdermale Applikation beeinflusst die Wahrscheinlichkeit eine venöse Thromboembolie zu erleiden weniger als eine orale Therapie.

Umstritten ist die Frage nach weiteren kardiovaskulären Risiken einer Hormontherapie wie beispielsweise der Koronaren Herzkrankheit. Als gesichert gilt ein negativer Einfluss für den Fall, dass die HT nach dem 60. Lebensjahr begonnen wird oder eine kardiovaskuläre Prädisposition besteht. Darüber hinaus vertreten einige Experten die Meinung, dass eine HT, die in zeitlicher Nähe zur Menopause – etwa ein bis zwei Jahren nach deren Eintritt – begonnen wird, vor der Entstehung einer Koronaren Herzkrankheit und somit indirekt vor Herzinfarkten schützen kann. Allerdings ist diese Annahme bisher nicht durch kontrolliert-randomisierten Studien bestätigt.

Das Alter spielt auch mit Blick auf die Wahrscheinlichkeit einen ischämischen Schlaganfall zu erleiden eine wichtige Rolle, da diese mit dem Alter ohnehin ansteigt. Für Patientinnen um das 60. Lebensjahr steigt das Risiko für einen Schlaganfall von 14:1000 unter Placebo auf 19:1000 unter Verum – in diesem Fall eine 5-jährige Therapie mit Estrogen plus Gestagen – an.

Außerdem wurde für Frauen über 65 Jahren unter HT ein erhöhtes Risiko an Demenz zu erkranken beobachtet. Darüber hinaus gibt es Hinweise, dass Patientinnen unter HT seltener an kolonrektalen Karzinomen erkranken als Frauen ohne HT; neuere Auswertungen stellen dieses Ergebnis allerdings wieder in Frage. Positive Nebeneffekte auf ein metabolisches Syndrom wurden ebenfalls beobachtet. Außerdem schützt eine HT, die länger als fünf Jahre durchgeführt wird, das Knochenskelett nachweislich vor Osteoporose. Allerdings ist die HT gemäß den derzeitigen Empfehlungen auf maximal fünf Jahre zu begrenzen.

7.4.1 Die wichtigsten Studien im Überblick

Zur Hormontherapie wurde zahlreichen Studien durchgeführt und ihre Wirksamkeit, aber auch ihre Risiken und Nebenwirkungen sind gut untersucht. Besonders die Ergebnisse der Women's Health Initative-Studie führte zu einem Umdenken und veränderte das Verordnungsverhalten nachhaltig. Sie zeigt die bis zum Zeitpunkt ihrer Veröffentlichung vernachlässigten Risiken der HT auf.

Million Women Study (MWS)

Bei der MWS handelt es sich um eine prospektive Kohortenstudie, deren Daten mittels Fragebögen erhoben wurden. Die befragten Frauen hatten ein mittleres Alter von 55,9 Jahren; eingeschlossen wurden die Daten von Frauen zwischen dem 50. und dem 64. Lebensjahr. Beachtlich ist die Anzahl der teilnehmenden Frauen. Über eine Millionen britischer Frauen erhielten den Fragebogen; etwa 70 % dieser Frauen beantwortet diesen, sodass die Daten von 828 923 Frauen in die Auswertung einflossen. Dies bedeutet, dass etwa jede vierte Frau in Großbritannien im entsprechenden Alter an dieser Studie teilgenommen hat. Die Ergebnisse der Studie wurden 2003 veröffentlicht.

Die MWS ist keine randomisierte Studie, sondern eine Beobachtungsstudie, somit entspricht die Studienqualität nicht den Anforderungen der EbM. Folglich lassen sich aus den Ergebnissen lediglich Hinweise auf mögliche Zusammenhänge ableiten. Diese können dann gegebenenfalls durch randomisierte, placebokontrollierte Studien bestätigt werden.

Darüber hinaus sind bei der Bewertung der Ergebnisse weitere Einschränkungen zu beachten. So bilden die Daten keinen repräsentativen Querschnitt der Bevölkerung ab, denn der Anteil von Frauen, die eine HT erhalten, ist zu hoch. Außerdem können mithilfe von derartig konzipierten Studien lediglich vergleichsweise große Risiken sicher erfasst werden, was für die HT nur sehr eingeschränkt zutrifft.

Trotz der genannten Einschränkungen ergeben sich aus der Studie Hinweise auf ein erhöhtes Brustkrebsrisiko unter einer Hormontherapie, insbesondere wenn eine Kombination aus Estrogen und Gestagen eingesetzt wird.

Women's Health Initiative Study (WHI)

Bei der Women's Health Initiative Study handelt es sich um eine 2002 veröffentlichte Studie (◘ Tab. 7.2). Die Fragestellung der Studie ist, ob eine Primärprävention von kardiovaskulären Ereignissen durch eine menopausale Hormontherapie möglich ist. Gleichzeitig wurden sehr umfassend mögliche Risiken einer Hormoneinnahme wie beispielsweise verschiedene Krebserkrankungen und osteoporotische Frakturen beobachtet.

Ihre Durchführung erfolgt als randomisierte Studie mit prospektivem, placebokontrolliertem Design; sie liefert somit aussagekräftige Daten. Allerdings ist das mittlere Alter der Frauen, die in die Studie eingeschlossen wurden, mit 67 Jahren sehr hoch. Da die Menopause durchschnittlich in einem Alter von 51 Jahren erreicht wird, ist dieser Umstand bei der Interpretation der Daten zu berücksichtigen.

In Verumarm der kombinierten HT wurde eine Kombination aus equinen Estrogenen und Medroxyprogesteronacetat angewendet. Nach heutigen Gesichtspunkten gilt die verabreichte Dosierung insbesondere in dieser Altersgruppe als zu hoch. Darüber hinaus wird diskutiert, ob beziehungsweise in welchem Ausmaß das besondere Profil von Medroxyprogesteronacetat mit seiner glucocorticoiden Wirkung die Ergebnisse der Studie beeinflusst.

□ **Tab. 7.2** Ergebnisse einer Behandlung über fünf Jahre mit Estrogen und Gestagen im Vergleich zu Placebo (bezogen auf je 10000 Frauen). WHI 2002

	Placebo	Estrogen-Gestagen	Unterschied
Gesamtgruppe	10000	10000	pro 10000
Frauen mit KHK-Ereignis	150	185	+35
Frauen mit Schlaganfall	105	145	+40
Frauen mit Thrombose oder Embolie	80	170	+90
Alle Herz-Kreislauf-Erkrankungen	660	785	+125
Diagnose Brustkrebs	150	190	+40
Diagnose Darmkrebs	80	50	−30
Alle Krebsarten	555	570	+15†
Frauen mit Oberschenkelhalsbruch	75	50	−25
Frauen mit Wirbelkörperbruch	75	45	−30
Knochenbrüche gesamt	955	735	−220
Verstorben	265	260	−5†

Die WHI-Studie wurde nach einer Laufzeit von 5,2 Jahren vorzeitig beendet. Grund war die Auswertung der bis zu diesem Zeitpunkt gewonnen Daten im Studienarm Estrogen-plus-Gestagen-Therapie, der ein erhöhtes relatives Risiko für invasives Mammakarzinom und Herz-Kreislauf-Erkrankungen aufwies. Der Studienarm zur Monotherapie mit Estrogenen wurde zunächst fortgesetzt. Einige Monate später erfolgte auch für diesen Teil der Studie aufgrund eines erhöhten Schlaganfallrisikos ein vorzeitiger Studienabbruch.

Ergebnisse im Detail
Für eine mindestens 5-jährige Hormontherapie mit konjugierten Estrogenen plus Gestagen zeigte die Studie eine signifikante Risikoerhöhung für Brustkrebs. Auch für thromboembolische Ereignisse konnte ein signifikant erhöhtes Risiko festgestellt werden.

Bei der Auswertung im Hinblick auf kardiovaskuläre Ereignisse ist darüber hinaus das veränderte Risikoprofil des Studienkollektivs in die Überlegung mit einzubeziehen, sodass die Ergebnisse nur sehr begrenzt auf Herz-Kreislauf-gesunde Frauen übertragen werden können. Ein großer Prozentsatz der teilnehmenden Frauen wies neben einem höheren Lebensalter weiteren Risikofaktoren für kardiovaskuläre Erkrankungen wie Rauchen, Hypertonie und/oder Adipositas auf.

In einer Subauswertung der Altergruppe zwischen dem 50. und dem 59. Lebensjahr zeigen die Auswertungen ein günstigeres Risikoprofil. Allerdings erschwert die geringe Anzahl von Ereignissen die Auswertung. Einen statistisch-signifikanten schützenden Effekt auf das Herz-Kreislauf-System zeigt auch diese Subgruppen-Analyse nicht (veröffentlich 2007). Gleichzeitig wird in diese Studie für Frauen unter 60 Jahren eine signifikante Risikoerniedrigung für kolorektale Karzinome und Osteoporose beobachtet.

Im Studienarm mit einer Estrogen-Monotherapie wurde kein erhöhtes Risiko für ein invasives Mammakarziom und die Koronare Herzkrankheit beobachtet. Das Risiko für Schlaganfälle und tiefe Beinvenentrombosen ist unter der Hormontherapie signifikant erhöht, wohingegen das Risiko für osteoporotische Frakturen signifikant erniedrigt ist.

Kleinere Studien mit speziellen Fragestellungen
ELITE beschäftigt sich mit den Auswirkungen von oralem Estradiol auf frühe Stadien der Arteriosklerose sowie auf die Kognition. Dabei richtet sich das besondere Augenmerk der Studie auf den Zeitpunkt, zu welchem die Hormontherapie begonnen wird. Als Surrogatparameter für die Koronare Herzkrankheit wurde die Dicke der Intima media der Halsschlagader (CIMT) erfasst. In der Gruppe, in welcher die HT innerhalb von sechs Jahren nach der Menopause begonnen wurde, war die Verdickung weniger stark ausgeprägt als unter Placebo. In der Gruppe, bei welcher der Therapiebeginn sechs oder mehr Jahre nach der Menopause erfolgte, konnte kein signifikanter Unterschied zur Placebo-Gruppe nachgewiesen werden. Einschränkend ist anzufügen, dass der Surrogatparameter CIMT nicht zwangsläufig mit harten Endpunkten wie kardiovaskulären Ereignissen und Mortalität korreliert. Außerdem umfasste die Gruppe mit HT sowohl Frauen mit Estrogen-Monotherapie als auch diejenigen, die eine Kombination aus Estrogen und Gestagen einnahmen.

KEEPS untersuchte die Effekte von Estradiol auf die Carotis-Intima-Media-Dicke (CIMT) sowie das kardiovaskuläre Risiko. In die Studie eingeschlossen wurden Frauen ohne kardiovaskuläre Vorerkrankungen mit einem mittleren Alter von 52,7 Jahren. Diese Studie zeigt keine Erhöhung des kardiovaskulären Risikos unter einer 4-jährigen Hormontherapie bei frühpostmenopausalen Frauen.

Die Fragestellung von HERS war, ob mit einer HT eine Sekundärprävention von Herz-Kreislauf-Erkrankungen möglich ist. Folglich wurden ausschließlich Frauen mit kardiovaskulärer Vorgeschichte wie beispielsweise Myokardinfarkt oder koronarer Bypass-Operation eingeschlossen. Nach einem Zeitraum von 4,1 Jahren war die Zahl der kardiovaskulären Ereignisse in der HT-Gruppe nicht niedriger als in der Placebo-Gruppe.

7.4.2 Diskussion

Auch über zehn Jahre nach der Veröffentlichung der WHI-Studie ist die Diskussion um das Für und Wider der menopausalen Hormontherapie nicht abgeschlossen. Gerade deshalb ist die sorgfältige Auseinandersetzung mit dem Nutzen und den Risiken einer Hormonbehandlung notwendig. Nur so gelingt im Spannungsfeld der verschiedenen Argumente eine möglichst umfassend Beratung der betroffenen Frauen. Es ist eine Herausforderung für die Angehörigen der Heilberufe den Frauen die nötigen Informationen zukommen zu lassen, damit die Betroffenen für sich individuell die Vor- und Nachteil gegeneinander abwägen können. Aufgabe von Ärzten, Apotheker und anderen Angehörigen der medizinischen Berufe ist die Beratung und Begleitung von Frauen in der Postmenopause.

Umstritten ist auch die Frage, ob die menopausale Hormontherapie den Übergang in die späte Postmenopause durch Linderung der Wechseljahresbeschwerden erleichtert oder ob die Hormonsubstitution lediglich dazu führt, dass die Beschwerden zeitlich um einige Jahre verschoben werden und nach dem Absetzen erneut auftreten. Eine eindeutige Antwort kann bisher nicht gegeben werden. Bekannt ist, dass die Symptome durch eine Hormontherapie effektiv behandelt werden können. Gleichzeitig treten bei einem erheblichen Anteil der Frauen, die eine Hormontherapie anwenden, nach deren Ende Hitzewallungen und Schweißausbrüche auf. Besonders ausgeprägt ist dieser Effekt nach einem abrupten Therapieende. (▶ Kap. 7.2).

Nicht abschließend geklärt ist die Frage nach dem richtigen Zeitfenster für eine HT. Allerdings gibt es deutliche Hinweise, dass die peri- oder früh-postmenopausale HT mit geringeren Risiken behaftet ist als eine HT in der späten Postmenopause. Grundsätzlich gestaltet sich die Erfassung von Risiken wie Brustkrebs oder kardiovaskulären Erkrankungen bei einem jüngeren Patientenkollektiv schwieriger, da die Anzahl an Ereignisse im Vergleich zu einem älteren Kollektiv kleiner ist.

> Im Moment ist eine menopausale Hormontherapie nach Meinung der meisten Experten ausschließlich bei Frauen mit mittelschwerer bis schwerer klimakterischer Symptomatik indiziert. Eine Aufklärung der betroffenen Frau über mögliche Risiken ist ein wichtiger Bestandteil der Beratung durch den verordnenden Arzt. Der Nutzen einer Primärprävention – zum Beispiel gegen kardiovaskuläre Erkrankungen – durch eine peri- und früh-postmenopausale HT ist im Gegensatz zu den Risiken nicht nachgewiesen.

7.5 Praktische Anwendungshinweise

Eine HT kann mithilfe unterschiedlicher Darreichungsformen erfolgen, dabei sind einige spezifische Besonderheiten bei der Anwendung zu beachten. Bei den „Pflastern" sollte die Anwenderin auf das richtige Klebeintervall achten. Je nach Präparat erfolgt der Wechsel 1- oder 2-mal pro Woche. Auch das Dosiergel ist eine Arzneiform, die insbesondere bei der erstmaligen Anwendung Fragen aufwirft. Diese sind gemeinsam mit der Kundin zu klären. Die Anwendung erfolgt entweder zyklisch oder kontinuierlich. Bei einer zyklischen Applikation wird an Tag 5 des Menstruationszyklus mit der Behandlung begonnen und diese für drei Wochen fortgeführt. Es schließt sich eine 1-wöchige Anwendungspause an. Der Therapiebeginn ist freiwählbar, wenn keine Menstruation mehr auftritt. Das Gel wird 1-mal täglich aufgetragen. Vor dem Auftragen sollten die Hände gründlich mit Seife gewaschen werden. Anschließend wird die notwendige Menge an Gel aus dem Spender entnommen. Dosierhilfen in Form einer Pumpe erleichtern das Entnehmen der richtigen Menge. Das Gel wird auf eine saubere, trockene und intakte Hautstelle im Bereich der Arme, der Schultern, des Bauches oder der Oberschenkel aufgetragen. Diese Gele dürfen nicht auf die Brust oder die Schleimhäute appliziert werden. Anschließend Hände waschen nicht vergessen. Nach dem Abtrocken an der Luft, sollte die Körperregion, auf die das Gel appliziert wurde, mit einem Kleidungsstück bedeckt werden.

> **Tipps für Ihre Beratung**
>
> **Transdermale Therapeutische Systeme**
>
> - Zum Aufkleben gut geeignet sind Bauch und Rücken.
> - Immer auf eine saubere und unverletzte Hautstelle aufkleben.
> - Die Applikationsstelle regelmäßig wechseln.
> - Beim Aufkleben Berührungen mit der Klebefläche vermeiden.
> - Nach dem Aufbringen für 10 bis 30 Sekunden fest andrücken.
> - Wärmeeinwirkung durch direkte Sonneneinstrahlung, Saunabesuche und Heizkissen sind zu vermeiden.
> - Duschen und Baden, nicht zu heiß, ist problemlos möglich.
> - Richtiges Zeitintervall für Pflasterwechsel beachten.

7.6 Lokale Anwendung von Hormonen

Die lokale Applikation von Hormonprodukten (◻ Tab. 7.3) in Form von Vaginalcremes und Ovulas ist insbesondere bei einer vaginalen Atrophie empfehlenswert. Viele Frauen nach der Menopause sind davon betroffen. Sie leiden unter Scheidentrockenheit und wiederkehrenden Vaginalinfektionen. Auch bei rezidivierenden Harnwegsinfekten und Inkontinenz kann ein Therapieversuch mit hormonhaltigen Vaginalzubereitungen unternommen werden.

Atrophische Kolpitis. Mit diesem Fachbegriff werden entzündliche Veränderungen der Vaginalschleimhaut umschrieben. Infolge der vaginalen Dysbiose, die durch den Wegfall der Estrogenwirkung entsteht (▸ Kap. 4.4.1), sind die Abwehrmechanismen der Vaginalschleimhaut gestört. Es kommt vermehrt zu Infektionen und den begleitend auftretenden entzündlichen Prozessen.

◻ **Tab. 7.3** Produktbeispiele zur lokalen Applikation

Handelsname	Wirkstoff	Wissenswertes
Oekolp®	Estriol	Vaginalcreme, Ovula und Vaginalzäpfchen erhältlich, unterschiedliche Wirkstoffmengen der Ovula (0,5 mg Estriol sowie 0,03 mg Estriol pro Einheit) beachten
Ovestin®	Estriol	Vaginalcreme und Ovula (0,5 mg) erhältlich
Linoladiol® N	Estradiol	Vaginalcreme, die Anwendung ist auf maximal vier Wochen beschränkt
Linoladiol® H N	Estradiol, Prednisolon	Vaginalcreme, für den äußeren Genitalbereich, die Anwendung ist auf maximal vier Wochen beschränkt

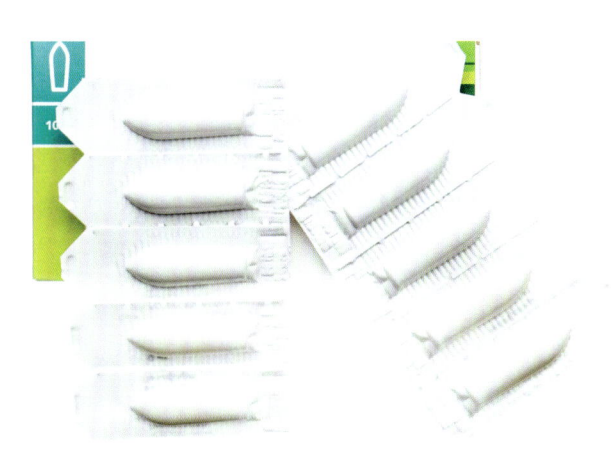

Abb. 7.4 Vaginalzäpfchen können einfach und schnell angewendet werden.

7.6.1 Estriol

In der Regel wird das Estrogenderivat Estriol, dessen estrogene Wirkung schwächer ausgeprägt ist als die des Estradiols, eingesetzt. Estriol wird vaginal kaum metabolisiert und darüber hinaus gut über die Schleimhaut von Vulva und Vagina aufgenommen. Aufgrund der guten lokalen Resorption von Estriol sind bereits vergleichsweise geringe Hormonmengen ausreichend um eine Aufnahme in den systemischen Blutkreislauf zu erzielen. Dies ist bei der Auswahl einer geeigneten Dosierung zu beachten.

Bereits mit Dosierungen von 0,5 mg kann eine Aufnahme von Estriol in den Blutkreislauf erreicht werden. Vor allem in den ersten vier Wochen nach Therapiebeginn ist eine ausgeprägte Resorption zu beobachten, diese nimmt anschließend kontinuierlich ab. Hintergrund ist das zu Therapiebeginn oftmals atrophe Epithel, welches besonders durchlässig für Estriol ist und somit die Hormonaufnahme zusätzlich erleichtert. Regeneriert sich die Schleimhaut unter der lokalen Hormontherapie, kann sie ihre Barrierefunktion wieder erfüllen und Resorption wird erschwert, wodurch die Blutspiegel sinken. So nehmen die systemischen Estriolkonzentrationen im weiteren Verlauf der Behandlung um 30–50 % im Vergleich zum Therapiebeginn ab.

Da in der Regel lediglich eine lokale Hormonwirkung erzielt werden soll, sind für diese Art der Hormonanwendung bereits vergleichsweise geringe Hormonmengen ausreichend. Bei Dosierung von 0,03 mg Estriol täglich ist keine systemische Resorption zu erwarten. Um lokal positive Effekte auf ein atrophisches Epithel zu erzielen sind in der Regel Hormonmengen in Bereich von 0,03 mg Estriol ausreichend wirksam.

Insgesamt ist das Nutzen-Risiko-Verhältnis einer niedrigdosierten lokalen Therapie gut. Es werden keine estrogenen Effekte am Endometrium beobachtet. Aus diesem Grund kann auch auf die zusätzliche Gestagengabe verzichtet werden.

Dies gilt vermutlich auch für die sachgemäße Anwendung von Estriolmengen im Bereich von 0,5 mg. Zwar führen diese Dosierungen zu einem Anstieg der systemischen Estriolspiegel. Dieser Effekt ist jedoch auf ein vergleichsweise kurzes Zeitintervall nach Therapiebeginn begrenzt beziehungsweise während der Erhaltungstherapie mit einer 2-mal wöchentlichen Anwendung lediglich gering ausgeprägt, sodass derzeit nicht von einer stimulierenden Wirkung auf die Gebärmutterschleimhaut auszugehen ist. Einschränkend ist jedoch festzustellen, dass das wissenschaftliche Datenmaterial mit Blick auf mögliche Risiken weniger umfangreich ist als bei der oralen Estrogenmonotherapie.

Die lokale Applikation estrogenhaltiger Zubereitungen fördert die Durchblutung der Schleimhaut und die Proliferation des Epithels, sodass es zu einem schrittweisen Wiederaufbau der Vaginalschleimhaut kommt. Allerdings ist auf eine geeignete Dosierung zu achten, denn sehr hohe Estrogenmengen senken indirekt den pH-Wert der Scheide und fördern somit Pilzinfektionen.

Estriol zur vaginalen Anwendung wird in unterschiedlichen Darreichungsformen angeboten. (◘ Tab. 7.3). **Ovula und Vaginalzäpfchen** werden in der Regel gut angenommen, da sie einfach und schnell angewendet werden können. Ovula benötigen im Gegensatz zu Vaginalzäpfchen keine Feuchtigkeit um sich aufzulösen, denn sie schmelzen bei Körpertemperatur. Dies erleichtert die Freisetzung des Wirkstoffs bei Frauen mit ausgeprägter Scheidentrockenheit.

Vaginalcremes können mithilfe von Applikatoren in die Vagina eingebracht werden, ergänzend dazu kann auch eine Anwendung im äußeren Genitalbereich erfolgen. Für Estriolmengen von 0,03 mg und 0,5 mg pro angewendete Einheit wird zu Beginn der Therapie die 1-mal tägliche Applikation empfohlen, nach etwa drei Wochen kann die Anwendungshäufigkeit auf 2- bis 3-mal wöchentlich reduziert werden.

> **Tipps für Ihre Beratung**
>
> **Arzneiformen zur vaginalen Anwendung**
>
> - Für Vaginalzäpfchen und Ovula empfiehlt sich die Anwendung zur Nacht.
> - Zum Einführen von Vaginalzäpfchen und Ovula auf den Rücken legen und die Beine leicht anwinkeln.
> - Vaginaltabletten mithilfe des beigelegten Applikators einführen.
> - Vaginalcremes werden mithilfe des Applikators dosiert.
> - Mehrfach-Applikatoren zerlegen und mit warmem Wasser und Seife reinigen.

7.6.2 Estradiol

Auch eine vaginale Estradiol-Anwendung ist möglich. Die verfügbaren Darreichungsformen sind Cremes, Vaginaltabletten sowie ein Vaginalring (◘ Tab. 7.3).

Estradiolhaltige Vaginaltabletten werden mithilfe eines Applikators tief in die Scheide eingeführt und lösen sich dort langsam auf. Es empfiehlt sich die Anwendung zu Nacht. Derzeit (Stand: 03/2017) sind keine Vaginaltabletten, die Estradiol enthalten, auf dem deutschen Arzneimittelmarkt verfügbar.

Der **Vaginalring** wird unter dem Handelsnamen Estring® vertrieben. Dieses Vaginalinsert verbleibt drei Monate im Scheidengewölbe und gibt kontinuierlich 0,0075 mg Estradiol pro Tag ab. Der Vaginalring besteht aus einem elastischen Material und kann von der Anwenderin selbst eingelegt werden. Nach einen kurzfristigen Entnahme aus der Scheide ist der Ring vor dem erneuten Einsetzen sorgfältig mit lauwarmem Wasser abzuspülen.

Die **Creme** enthält 0,1 mg Estradiol pro Gramm und kann individuell dosiert werden. Es empfiehlt sich, einen Applikator zu nutzen um Überdosierung zu vermeiden. Gleichzeitig erleichtern die Applikatoren das Einführen der Creme in die inneren Bereiche der Scheide.

Sowohl bei Vaginaltabletten – unter der Voraussetzung einer korrekten Dosierung – als auch für das Vaginalinserts sind keine relevanten systemischen Estradiolspiegel zu erwarten. Die Anwendungsempfehlung für die Vaginaltabletten, die 0,025 mg Estradiol pro Tablette enthalten, sieht initial für einen Zeitraum zwei Wochen eine 1-mal tägliche Applikation vor. Anschließend wird auf eine Erhaltungsdosis reduziert. In dieser Phase ist eine 2-mal wöchentliche Anwendung ausreichend.

Bei ausgeprägten Entzündungsreaktionen am vaginalen Epithel kann kurzfristig die lokale Gabe einer Kombination aus einem Estrogen mit einem Glucocorticoid erwogen werden. Eine entsprechende Creme zu vaginalen Anwendung ist beispielsweise Linoladiol® H N.

7.6.3 Hormonfreie Pflege der Vaginalschleimhaut

Zur Pflege der Vaginalschleimhaut kommen auch verschiedene hormonfreie Produkte zur Anwendung. Diese können ergänzend zur Hormontherapie eingesetzt werden, bei leichten Beschwerden im Intimbereich ist gegebenenfalls ihre alleinige Anwendung ausreichend.

Aufgrund des Estrogenmangels kommt es zur Atrophie der Vaginalschleimhaut, diese wird dünner und trocknet aus. Die betroffenen Frauen leiden vor allem unter Juckreiz im Intimbereich, aber auch Schmerzen und Missempfindungen beim Geschlechtsverkehr nehmen zu.

Cremes und Ovula, die für eine zusätzliche Befeuchtung der Schleimhaut sorgen, lindern diese Beschwerden rasch und pflegen gleichzeitig die Schleimhaut. Die Palette der angebotenen Produkte ist vielfältig und reicht von Deumavan® über Vagisan® Feuchtcreme bis zum Kadefungin® Befeuchtungsgel. Während Deumavan® eine wasserfreie Salbe ist, die vor allem rückfettend wirkt, und zusätzlich pflegendes Vitamin E enthält, ist Vagisan® Feuchtcreme, eine Zubereitung mit einer zusätzlichen Wasserphase. Sie verbindet pflegende Lipide mit einem hohen Wasseranteil, der für zusätzliche Feuchtigkeit sorgt. Das Kadefungin® Befeuchtungsgel ist eine lipidfreie Zubereitung. Es enthält Hyaluronsäure, diese bindet Feuchtigkeit, indem sie Wasser in ihre Gelstruktur einlagert und sorgt somit für eine anhaltende Befeuchtung des Intimbereichs.

Daneben eignen sich einige dieser Pflegeprodukte auch als Gleitgele für den intimen Kontakt mit dem Partner. Mithilfe von Gleitgelen kann frau Schmerzen beim Geschlechtsverkehr entgegenwirken und gleichzeitig die dünne Vaginalschleimhaut der Postmenopause vor Verletzungen schützen. Einige Intimpflegeprodukte enthalten Inhaltsstoffe, welche das Material von Kondomen angreifen und somit deren schützende Wirkung beeinträchtigen. Dies gilt insbesondere für Produkte auf Basis von Mineralölen.

Der pH-Wert der Scheide liegt bei jungen Frauen natürlicherweise zwischen 3,8 und 4,4. Dieses saure Milieu schützt vor Infektionen. Nach den Wechseljahren kommt es zu einer Verschiebung des pH-Werts, da infolge des Estrogenmangels die Zahl der Lactobacillen abnimmt. Da Hefepilze wie Candida albicans für ihr Wachstum ein saures Milieu bevorzugen, werden vaginale Pilzinfektionen nach den Wechseljahren seltener. Im Gegensatz dazu erhöht sich das Risiko für bakterielle Infektionen der Scheide sowie der Harnwege.

Spezielle Produkte können regulierend auf die vaginale Gleichgewicht und den pH-Wert der Scheide einwirken und somit vor rezidivierenden Infektionen schützen. So enthalten zum Beispiel Vagiflor® **Vaginalzäpfchen** und Symbiovag® Vaginalzäpfchen Milchsäurebakterien. Diese können die natürliche vaginale Flora stärken und das Scheidenmilieu stabilisieren. Allerdings ist eine dauerhafte Ansiedlung von Bakterienstämmen kaum möglich, folglich können nur zeitlich begrenzte Effekte erzielt werden.

Alternativ können auch Produkte mit Vitamin C wie zum Beispiel Vagi C® oder mit Milchsäure unter anderem Kadefungin® **Milchsäurekur** angewendet werden. Diese senken aktiv den pH-Wert der Intimzone um den natürlichen Säureschutz wiederherzustellen.

Vorsicht geboten ist bei **Reinigungsprodukten** für den Intimbereich. Denn eine übermäßige Intimhygiene kann die natürliche Schutzbarriere der Scheide angreifen. Sinnvoller ist eine sanfte Reinigung mit klarem, angenehm temperiertem Wasser. Diese sollte 1-mal täglich erfolgen, bei Bedarf zum Beispiel nach dem Sport oder Sex kann dies wiederholt werden. Möchte frau nicht auf ein Reinigungsprodukt verzichten, sind milde Produkte mit leicht-saurem pH-Wert wie beispielsweise Vagisan® Intimwaschlotion oder – speziell für Frauen in und nach den Wechseljahren – Shagella®poligyn empfehlenswert.

> **Tipps für die Beratung**
>
> **Intimhygiene**
>
> - Klares, lauwarmes Wasser ist zur Reinigung des Intimbereichs sehr gut geeignet, eventuell können zusätzlich schonende Reinigungsprodukte eingesetzt werden.
> - Eine 1-mal tägliche Reinigung ist in der Regel ausreichend, gegebenenfalls zusätzlich nach sportlicher Aktivität und Geschlechtsverkehr.
> - Separates Handtuch für den Intimbereich verwenden und regelmäßig wechseln.
> - Waschlappen nicht mehrfach verwenden.
> - Slips aus atmungsaktiven Materialien bevorzugen.
> - Unterwäsche täglich wechseln.
> - Slips mindestens bei 40 °C, besser bei 60 °C, waschen.
> - Auf Vaginalspülungen und Intimdeos verzichten.
> - Nach dem Schwimmen nassen Badeanzug oder Bikini gegen einen trockenen austauschen.
> - In der Sauna auf ein eigenes Handtuch setzen.
> - Enganliegende, scheuernde Kleidungsstücke vermeiden.

7.7 Verhütung in der Perimenopause

Die Fertilität der Frau sinkt langsam und kontinuierlich ab, etwa ab dem 37. Lebensjahr beschleunigt sich diese Abnahme deutlich. Dennoch besteht bis zur Menopause die Möglichkeit einer natürlichen Schwangerschaft. Deshalb ist eine ausreichende Kontrazeption auch in dieser Lebensphase notwendig. Insbesondere in der Perimenopause ist der Emp-

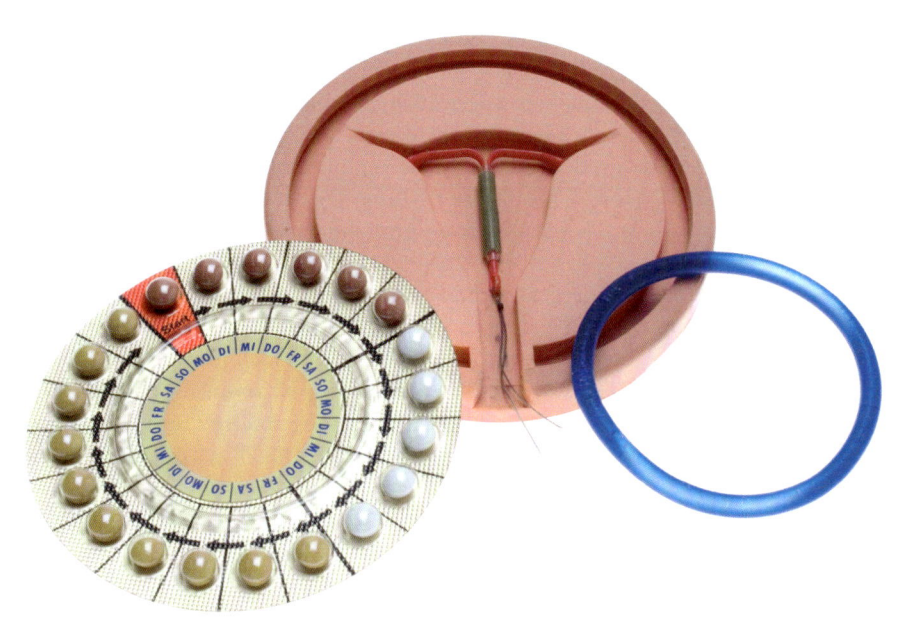

Abb. 7.5 Verhütungsmethoden: Pille | Spirale | Vaginalring

fängnisschutz mit Blick auf die möglichen Risiken, die mit einer späten Schwangerschaft verbunden sind, ein nicht zu vernachlässigendes Thema. So sind Komplikationen und Fehlgeburten bei Spätgebärenden häufiger als bei jungen Frauen. Auch das Risiko für eine Fehlbildung oder Behinderung des Kindes steigt mit zunehmendem Alter der Mutter.

Zwar stehen Frauen zwischen dem 40. Lebensjahr und der Menopause prinzipiell die gleichen Möglichkeiten zur Empfängnisverhütung (Tab. 7.4) zur Verfügung, dennoch ist es sinnvoll die Wahl einer geeigneten Verhütungsmethode nach dem 40. Lebensjahr neu zu überdenken und Veränderungen im Hinblick auf Risikofaktoren und Familienplanung in diese Überlegungen einzubeziehen.

Mit Erreichen der Menopause, welche definitionsgemäß erst zwölf Monate nach der letzten Blutung sicher festgestellt werden kann, ist die Zeit der Empfängnis und somit auch der Empfängnisverhütung abgeschlossen.

7.7.1 Orale Kontrazeption

Die verbreiteteste Methode zur Empfängnisverhütung ist die Einnahme eines **kombinierten oralen Kontrazeptivums** (KOK), diese enthalten eine Kombination aus einem Estrogen und einem Gestagen. Aufgrund ihrer Estrogenkomponente steigt während der Einnahme das Risiko für Herzinfarkte, Schlaganfälle und Thrombosen. Gleichzeitig ist bei Frauen ab einem Alter von 40 ein erhöhtes Risiko für kardiovaskuläre Erkrankungen zu beobachten. Deshalb ist die Einnahme eines kombinierten oralen Kontrazeptivums nach dem 40. Lebensjahr zu hinterfragen. Liegen weitere Risikofaktoren wie beispielsweise Übergewicht, Rauchen, erhöhte Blutfettwerte und Bluthochdruck vor, empfiehlt es sich auf die Einnahme zu verzichten und alternative Verhütungsmethoden zu nutzen. Insbesondere das Thromboembolierisiko für Frauen, die das 40. Lebensjahr überschritten haben, ist nicht zu unterschätzen. Aus diesem Grund sind KOK für Frauen mit Gerinnungsstörungen oder Thrombosen in der Vorgeschichte ab dem 40. Lebensjahr kontraindiziert. Bestehen neben dem höheren Lebensalter keine weiteren Risikofaktoren kann die Einnahme eines niedrigdosierten Kombinationspräparats in der Regel fortgesetzt werden.

Bei Frauen, die während des menopausalen Übergangs mit einem kombinierten oralen Kontrazeptivum verhüten, ist das Erreichen der Menopause nur schwer feststellbar, da die Hormoneinnahme den Abfalls der endogenen Hormonproduktion überdeckt. Hinweise auf das Erreichen der Menopause kann einer Bestimmung der Hormonspiegel von FSH, LH und Estradiol am Ende des hormonfreien Einnahmeintervalls geben. Um dies zu bestätigen ist ein Absetzen des KOKs über ein bis zwei Monate notwendig. In dieser Zeit werden die Hormonspiegel genau beobachtet, sodass die Kontrazeption gegebenenfalls zügig wieder aufgenommen werden kann.

Positiver Nebeneffekt – Frauen, die ein KOK einnehmen, leiden selten unter klimakterischen Beschwerden wie Zyklusunregelmäßigkeiten und Hitzewallungen, denn diese Beschwerden werden durch die zugeführten Hormone abgemildert. Somit lassen sich ähnliche Effekt wie bei einer MHT erzielen. Ein Nachteil der MHT in der Perimenopause – die Hormonpräparate zur Behandlung von Wechseljahresbeschwerden bieten keinen ausreichenden kontrazeptiven Schutz, sodass es unter bestimmten Umständen in der Perimenopause sinnvoll sein kann, diesen Zusatzeffekt der KOKs bewusst zu nutzen.

Eine besondere Form der hormonellen Empfängnisverhütung stellt der **Vaginalring** dar, dieser wird in das Scheidengewölbe eingeführt. Er enthält ebenfalls eine Kombination aus einem Gestagen und einem Estrogen, so enthält beispielsweise der NuvaRing® Etonogestrel und Ethinylestradiol. Diese Wirkstoffe werden kontinuierlich über einen Zeitraum von drei Wochen abgegeben und über die Vaginalschleimhaut in den Blutkreislauf resorbiert. Somit hat dieses vaginale Freisetzungssystem ein ähnliches Risikoprofil wie ein KOK.

Im Vergleich zu den kombinierten oralen Kontrazeptiva sind reine **Gestagen-Pillen** risikoärmer, da die Effekte des Estrogens wegfallen. Kontrazeptiva, die ausschließlich ein Gestagen enthalten, können eine Option für Frauen mit zusätzlichen Risikofaktoren sein. Eine unangenehme Begleiterscheinung der Minipille sind unregelmäßige Blutungsmuster, diese werden häufig beobachtet. Daneben kommt es während der Einnahme einer Minipille häufiger zu Kopfschmerzen, Akne und Brustspannen.

7.7.2 Hormonelle Depotpräparate

Gestagene sind auch in die verschiedenen Depotpräparate zur Empfängnisverhütung enthalten. Diese geben über einen längeren Zeitraum eine kleine Menge eines Gestagens an den Körper ab, ihre Wirkung ist somit mit der einer Minipille vergleichbar. Ein möglicher Vorteil der Depotpräparate ist das Wegfallen der täglichen Pilleneinnahme. Die Wirksamkeit von Depotpräparaten kann durch eine schlechte Compliance nicht herabgesetzt werden, sodass diese insgesamt als zuverlässiger Empfängnisschutz gelten.

Es werden **Zwei- und Dreimonatsspritzen** angeboten, diese werden ins Gesäß oder den Oberarm injiziert. Das Gestagen Medroxyprogesteronacetat ist als Wirkstoff beispielsweise in Depo-Clinovir® enthalten, nach Applikation hält dessen Wirkung für drei Monate an.

Das **Implantat** Implanon NXT® enthält das Gestagenderivat Ethonogestrel. Es wird unter die Haut des Oberarms appliziert und hat eine maximale Liegezeit von drei Jahren. Bei korrekter Einlage wird das Verhütungsstäbchen als sehr zuverlässig eingestuft. Für übergewichtige Frauen wird eine herabgesetzte Wirksamkeit, insbesondere im dritten Anwendungsjahr, diskutiert.

Tab. 7.4 Hormonale Kontrazeptiva. Nach Mutschler 2014

Estrogen	Gestagen	Handelspräparate (Beispiele)
Gestagenhaltige Präparate		
–	Levonorgestrel (0,03 mg*), „Minipille"	Microlut®
–	Desogestrel (0,075 mg*)	Cerazette®
Einphasenpräparat		
Ethinylestradiol (20–40 μg*); „Mikropille"	Norgestimat (0,25 mg*)	Amicette®
	Levonorgestrel (0,1–0,15 mg*)	Microgynon®, Evaluna®
	Dienogest (2 mg*)	Valette®, Maxim®
	Chlormadinonacetat (2 mg*)	Belara®
Zweiphasenpräparate		
Ethinylestradiol (40–50 μg*)	Desogestrel (0,025/0,125 mg*)	Biviol®
	Chlormadinonacetat (1/2 mg*)	Neo-Eunomin®
Dreistufenpräparate		
Ethinylestradiol (30–40–30 μg*/35–30–30 μg*)	Levonorgestrel (0,05/0,075/0,125 mg*)	Triquilar®
	Desogestrel (0,05/0,1/0,15 mg*)	Novial®
Transdermale Systeme		
Ethinylestradiol (600 μg*)	Norelgestromin (6 mg/Woche)	EVRA®
Vaginale Freisetzungssysteme		
Ethinylestradiol (2700 μg/3 Wochen)	Etonogestrel (11,7 mg/3 Wochen)	NuvaRing®
Depotpräparate, gestagenhaltig		
–	Etonogestrel (68 mg); Implantat	Implanon NXT®
–	Medroxyprogesteronacetat (150 mg); i. m.	Depo-Clinovir®
–	Norethisteronenantat (200 mg); i. m.	Noristerat®
Intrauterinpessare (IUP)		
–	Levonorgestrel (52 mg/IUP)	Mirena®
Kupfer (hormonfrei)		NOVA T® 380

*Tagesdosis

7.7.3 Spiralen und Co

Ein weiterer Faktor ist die oftmals bereits abgeschlossene Familienplanung, die dazu führt, dass auch langfristig-wirksame Methoden in die Überlegung einbezogen werden können.

Deshalb kann eine Spirale in dieser Zeit eine sinnvolle Möglichkeit sein. Geeignet sind sowohl Kupferspiralen als auch **wirkstoffhaltige Intrauterinpessare**. Diese geben ein Gestagen wie zum Beispiel Levonorgestrel ab, welches lokal an der Gebärmutterschleimhaut wirkt und zu einer Umbildung des Endometriums führt. Somit beeinflussen Intrauterinpessare die Menstruationsblutungen, diese werden schwächer oder bleiben nach einigen Monaten komplett aus. Insbesondere bei Frauen mit Hypermenorhö, was auf Frauen in der Perimenopause häufig zutrifft, kann das Ausbleiben der Blutung ein erwünschter Nebeneffekt sein.

Die genaue Wirkweise von **Kupferspiralen** ist nicht vollständig aufgeklärt. Es wird angenommen, dass sie die Beweglichkeit der Spermien hemmen und gleichzeitig die Einnistung – falls es dennoch zu einer Befruchtung kommt – verhindern. Viele Frauen empfinden es als Vorteil, dass nach der Einlage der natürliche Zyklus erhalten bleibt. Allerdings kann es vermehrt zu starken Menstruationsblutungen kommen. Moderne Kupferspiralen haben eine Liegezeit von fünf bis sieben Jahren. Eine mögliche Alternative zur klassischen Kupferspirale kann die Kupferkette sein. Diese passt sich aufgrund ihrer hohen Flexibilität gut an die Bewegungen der Gebärmutter an. Unter der Anwendung einer Kupferspirale kann es zu verstärken Blutungen und Regelschmerzen kommen.

7.7.4 Sonstiges

Ist die Familienplanung mit an Sicherheit grenzender Wahrscheinlichkeit abgeschlossen, kann auch eine **Sterilisation** in Erwägung gezogen werden. Bei dieser invasiven Maßnahme werden die Eileiter durchtrennt, sodass es sich hierbei um eine unwiderrufliche Entscheidung handelt. Vorteil dieser Methode ist die hohe Zuverlässigkeit, die gegen die Kosten und Risiken eines operativen Eingriffs abgewogen werden müssen.

Weitere Möglichkeiten sind **Barrieremethoden** sowie **Methoden der Fruchtbarkeitswahrnehmung**. Insbesondere letztere sind aufgrund der zunehmenden Zyklusunregelmäßigkeiten in den Wechseljahren unzuverlässig und somit wenig geeignet.

8 Behandlung assoziierter Erkrankungen

8.1 Depressionen

Eine mögliche Verbindung zwischen dem menopausalen Übergang und dem vermehrten Auftreten von Depressionen wird seit längerem diskutiert. Aus einer Studie der Uniklinik Dresden geht jedoch hervor, dass kein direkter Zusammenhang zwischen dem Erreichen des Klimakteriums und dem Auftreten von depressiven Verstimmungen besteht.

Als Schwellensituation (▶ Kap. 1.10.2–1.10.3) ist die Menopause allerdings eine Zeitspanne in der Frauen aus psychosozialen Gründen besonders anfällig für die Entwicklung einer Depression sind. Die Entstehung einer manifesten Depression wird von verschiedenen Faktoren beeinflusst und ist somit ein multifaktorielles Geschehen. Neben genetischen Faktoren spielen vor allem die psychosozialen Rahmenbedingungen eine entscheidende Rolle. Inwieweit durch die hormonellen Veränderungen der Wechseljahre die Entstehung einer Depression begünstigt wird, ist derzeit unklar. Es ist allerdings davon auszugehen, dass die hormonellen Veränderungen allein nicht ausreichen um eine depressive Verstimmung auszulösen. Darüber hinaus ist davon auszugehen, dass häufige Hitzewallungen und die daraus resultierenden Schlafstörungen die Entstehung einer Depression begünstigen.

Depressionen während der Wechseljahre stellen – wie auch in anderen Lebensabschnitten – eine behandlungsdürftige Erkrankung dar. Die Behandlung einer Depression schließt verschiedene therapeutische Ansatzpunkte ein. Insbesondere die Psychotherapie ist eine sinnvolle und notwendige Therapieoption. Zusätzlich kann gegebenenfalls eine medikamentöse Therapie mit Antidepressiva indiziert sein, dies ist insbesondere bei schweren Verläufen der Fall. Sind die Beschwerden lediglich schwach ausgeprägt kann eventuell auf eine medikamentöse Therapie verzichtet und die weitere Entwicklung der Erkrankung beobachtet werden („watchful waiting"). Bei Depressionen in den Wechseljahren kann auch die menopausale Hormontherapie die Symptomatik positiv beeinflussen.

8.1.1 Hormontherapie und ihr Einfluss auf depressive Verstimmungen

Es wurde beobachtet, dass sich Symptome einer Depression unter einer Hormontherapie mit Estrogen und Gestagen abschwächen. Ob es sich bei diesem Effekt um eine direkte

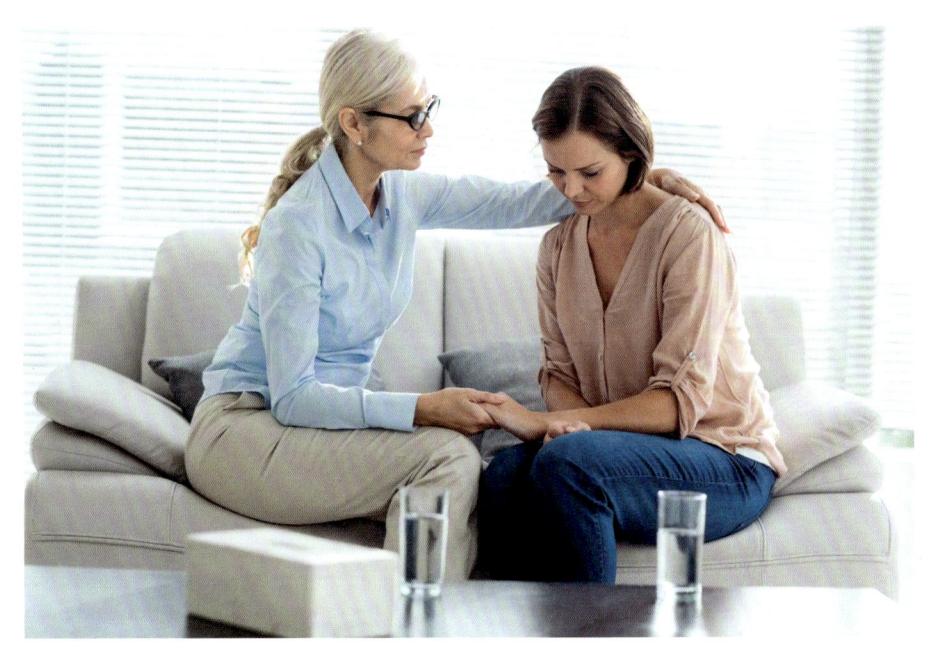

Abb. 8.1 Depressive Verstimmung

Hormonwirkung handelt oder dieser indirekt durch eine verbesserte Schlafqualität sowie das reduzierte Auftreten von Hitzewallungen zustande kommt, ist derzeit nicht bekannt.

Eine direkte, stimmungsaufhellende Wirkung wird den Estrogenen zugeschrieben, diese ist jedoch schwach ausgeprägt. Um die Stimmung positiv zu beeinflussen ist bei der Auswahl des Therapieregimes einer HT darauf zu achten, dass die Gestagendosis möglichst niedrig dosiert wird. Da sonst die positiven Estrogen-Effekte durch die hohe Gestagendosis aufgehoben werden.

Eine menopausale Hormontherapie ist nur dann sinnvoll, wenn die Frau gleichzeitig unter ausgeprägten Hitzewallungen leidet. Steht die Behandlung einer depressiven Verstimmung im Vordergrund, erfolgt diese spezifisch mithilfe einer Psychotherapie. Dies wird gegebenenfalls durch die Gabe eines Antidepressivums ergänzt.

8.1.2 Antidepressiva

Trotz der bereits beschriebenen positiven Effekte der Hormontherapie bei depressiven Verstimmungen sind Antidepressiva bei mittelschwerer bis schwerer Symptomatik die wichtigste Therapieoption. Ergänzend hierzu ist eine psychotherapeutische Begleitung unbedingt anzuraten.

In der Regel wird eine Monotherapie mit einem geeigneten Antidepressivum durchgeführt. Bei der Auswahl wird das Arzneistoffprofil, das bei unterschiedlichen Antidepressiva von schlafanstoßend bis antriebssteigernd reicht, auf die Begleitsymptomatik abgestimmt.

Die Antidepressiva aus der Gruppe der Selektiven Serotonin-Reuptake-Inhibitoren (SSRI) verfügen über eine stimmungsaufhellende und antriebssteigernde Wirkung. Wohingegen der Selektive Serotonin-Noradrenalin-Reuptake-Inhibitor (SNRI) Venlafaxin stimmungsaufhellend wirkt und gleichzeitig in entsprechenden Dosierungen über schafanstoßende Effekte verfügt. Auch aus der Gruppe der trizyklischen Antidepressiva zeigen einige Derivate wie beispielsweise Amitryptilin eine beruhigende Wirkung, die das Einschlafen erleichtert.

Gerade in den Wechseljahren berichten betroffene Frauen häufig über Schlafstörungen, sodass sedierende Effekte gegebenenfalls erwünscht sind. Einige Antidepressiva können zusätzlich Hitzewallungen lindern (▸ Kap. 9.1–9.2).

8.1.3 Psychotherapie

Ein wichtiger Baustein in der Behandlung von Depressionen ist die psychotherapeutische Betreuung. Sie kann helfen Krisensituationen und Konflikte, die zur Entstehung der depressiven Episode beigetragen haben, aufzuarbeiten. Gleichzeitig gibt sie Anstöße, damit Betroffene selbst aktiv werden und ihr Leben neu gestalten. Gerade die Menopause ist für viele Frauen eine Zeit des Umbruchs und kann zum Anlass für einen persönlichen Neubeginn werden. Gleichzeitig können diese Veränderungen Konflikten in verschiedenen Lebensbereichen wie Partnerschaft, Familie und Beruf auslösen.

8.2 Schlafstörungen

Zermürbend sind für die Patienten die nächtlichen Stunden, die mit Warten auf den Schlaf verbracht werden. Gleichzeitig führt der Mangel an gesundem Schlaf dazu, dass dem Körper wichtige Stunden der Regeneration und Erholung fehlen. Infolgedessen sind die Betroffenen am Tag müde und unkonzentriert. Schlafstörungen stellen eine ernst zu nehmende Erkrankung dar, die nicht unterschätzt werden sollte.

Besonders während des menopausalen Übergangs leiden viele Frauen unter Schlafstörungen, da sie aufgrund von nächtlichen Hitzewallungen und Schweißausbrüchen erwachen. Somit kann durch eine ausreichende Behandlung der Hitzewallungen auch die Schlafqualität verbessert werden. Dies ist auch ein möglicher Erklärungsansatz für die positiven Effekte einer menopausale Hormontherapie auf das Schlafverhalten. Darüber hinaus wirkt das Abbauprodukt von Progesteron, Pregnanolon, schlafanstoßend. Da die synthetischen Derivate keine entsprechenden Effekte aufweisen, ist Progesteron bei zusätzlich auftretenden Schlafstörungen als Gestagen-Komponente einer HT zu bevorzugen. Die Einnahme von Progesteron erfolgt zur Nacht.

Bei ausgeprägten Schlafstörungen ist eine entsprechende Behandlung notwendig um Folgeerscheinungen wie Müdigkeit am Tag und Folgeerkrankungen wie Depressionen zu vermeiden. Verschiedene Möglichkeit und Ansatzpunkte zur Therapie von Schlafstörungen können eingesetzt werden.

8.2.1 Tipps und Tricks rund ums Einschlafen

Bevor eine medikamentöse Therapie begonnen wird oder begleitend zu einer solchen, sollten die Betroffenen unbedingt die Tipps zur richtigen Schlafhygiene beachten. Zusätzlich können Entspannungsübungen hilfreich sein um den Alltag mit seinen Anforderungen zeitweise hinter sich zu lassen. Aufgrund des engen Zusammenspiels von Schlaf und Psyche ist bei Schlafstörungen auch ein ausgeprägter Placebo-Effekt zu erwarten.

Liegt der Betroffene trotz aller Bemühungen wach im Bett, empfiehlt es sich wieder aufzustehen um sich mit anderen Dingen zu beschäftigen. Schlafen legen sollte er sich erst wieder, wenn er wirklich müde ist.

> **Tipps für Ihre Beratung**
>
> **Schlafhygiene: die wichtigsten Regeln**
>
> - Kühles, dunkles und ruhiges Schlafzimmer wählen.
> - Regelmäßige Schlafzeiten, Mittagsschläfchen vermeiden.
> - Tagsüber auf ausreichend Bewegung und körperliche Aktivität achten.
> - Eventuell Ernährungsgewohnheiten umstellen: Kaffee am Nachmittag sowie große Mahlzeiten am Abend vermeiden, mäßiger Alkoholkonsum.
> - Bett ausschließlich zum Schlafen nutzen.
> - Vor dem Zubettgehen zur Ruhe kommen und eventuell ein persönliches Schlafritual entwickeln.

8.2.2 Phytopharmaka – Baldrian und Co

Besonders gerne werden im Handverkauf Präparate auf pflanzlicher Basis empfohlen. Bei Schlafstörungen kommen vor allem Baldrian-, Hopfen-, Melissen- und Passionsblumenextrakte zur Anwendung. Diese sind gut verträglich und weisen kein Abhängigkeitspotenzial auf. Die meisten Erfahrungen und wissenschaftlichen Daten sind über den Baldrian dokumentiert. Seine Wirksamkeit gilt im Hinblick auf eine verkürze Einschlafzeit und eine verbesserte Schlafqualität als gesichert, allerdings sind die Effekte lediglich schwach ausgeprägt. Eine einzelne Substanz, die für die Wirkung verantwortlich ist, konnte nicht gefunden werden, vielmehr wird von einer sich ergänzenden Wirkung des Vielstoffgemischs ausgegangen. Für eine optimale und vollständige Wirkentfaltung ist eine regelmäßige Einnahme über zwei Wochen sinnvoll und notwendig. Eine Kombination aus Baldrian und Hopfen (▶ Kap. 10.2.3) gilt als sinnvoll, da synergistische Effekte zu erwarten sind. Melissen- und Passionsblumenextrakte wirken in erster Linie beruhigend und sind deshalb besonders bei Schlafstörungen aufgrund von Nervosität und innerer Unruhe geeignet.

8.2.3 Antihistaminika als Schlafmittel

Ebenfalls freiverkäuflich in der Apotheke erhältlich sind die beiden H_1-Antihistaminka der ersten Generation, Diphenhydramin und Doxylamin. Bei beiden wird die ursprünglich als Nebenwirkung auftretende Sedierung zur Hauptwirkung erkoren. Die schlafanstoßende Wirkung beruht auf der Blockade zentraler Histaminrezeptoren. Aber die beiden Arzneistoffe fördern auch das Durchschlafen. Die Einnahme erfolgt am besten eine halbe bis ganze Stunde vor dem Zubettgehen.

Allerdings sollten diese beiden Arzneimittel nur kurzfristig angewandt werden, da bei einer längerfristigen Einnahme oftmals Gewöhnungseffekte beobachtet werden. Bereits nach einer 2- bis 3-tägigen Einnahme ist ein Auslassversuch somit sinnvoll. Auch sollte eine Einnahme in den frühen Morgenstunden, etwa bei nächtlichen Durchschlafstörungen vermieden werden. Wird dies nicht beachtet, hält die Wirkung bis in den späten Vormittag hinein an und führt zu Schläfrigkeit am Tag.

Tab. 8.1 Halbwertszeiten verschiedener Benzodiazepin-Derivate und Z-Substanzen

Benzodiazepinderivate	HWZ
Alprazolam	10–25 Std.
Bromazepam	8–20 Std.
Brotizolam	4,5–7 Std.
Lorazepam	12–24 Std.
Lormetazepam	8–16 Std.
Oxazepam	5–12 Std.
Z-Substanzen	**HWZ**
Zolpidem	1,5–2,5 Std.
Zopiclon	3,5–6 Std.

8.2.4 Schlafmittel auf Rezept

Neben den freiverkäuflichen Arzneimitteln zu Behandlung von Schlafstörungen stehen auch verschiedene verschreibungspflichtige Arzneistoffe zur Verfügung um Schlafstörungen zu behandeln.

Benzodiazepine

Die Arzneistoffe aus der Gruppe der Benzodiazepine sind sehr potente Arzneistoffe. Sie binden an die α-Untereinheit des $GABA_A$-Rezeptors. Durch ihre agonistische Wirkung auf diesen Rezeptor wird die hemmende GABA-Wirkung verstärkt. Daraus resultieren verschiedene Wirkungen:

- sedierend und schlafanstoßend,
- beruhigend und angstlösend,
- muskelentspannend,
- antikonvulsiv.

Therapeutisch wird zwischen Ein- und Durchschlafmitteln unterschieden. In dieser Hinsicht spielt auch die Halbwertszeit der einzelnen Substanzen eine Rolle (Tab. 8.1).

Zu den Risiken einer Therapie mit Benzodiazepinen gehört ihr vergleichsweise großes Suchtpotenzial. Um dieses zu minimieren sollte eine Anwendung bei Schlafstörungen nur kurzfristig erfolgen und auf vier Wochen begrenzt werden. Außerdem sollten Benzodiazepine insbesondere nach längerer Einnahme nicht abrupt abgesetzt werden um Rebound-Effekte zu vermeiden.

Die Einnahme sollte bei Ein- und Durchschlafstörungen etwa 30 Minuten vor dem Zubettgehen erfolgen. In der Beratung besonders wichtig ist der Hinweis auf die Abnahme der Reaktionsfähigkeit unter der Therapie von Benzodiazepinen.

Z-Substanzen

Bei Schlafstörungen sind die Z-Substanzen Zaleplon, Zolpidem und Zopiclon eine häufig verordnete Alternative zu kurzwirksamen Benzodiazepinen. Auch die Z-Substanzen haben ein ausgeprägtes Abhängigkeitsrisiko. Im Vergleich zu den Benzodiazepinderivaten sind ihre muskelentspannenden und antikonvulsiven Effekte jedoch geringer ausgeprägt. Aufgrund ihrer sedierenden Wirkung schränken auch diese Arzneistoffe die Fähigkeit ein Fahrzeug zu führen ein. Trotz der vergleichsweise kurzen Halbwertszeiten von Zopiclon und Zolpidem können sich derartige Effekte auch noch am nächsten Morgen bemerkbar machen. Um dies zu verhindern sollte auf die korrekte Anwendung am Abend sowie auf die Einnahme der niedrigsten wirksamen Dosierung geachtet werden.

Antidepressiva

Treten Schlafstörungen mit depressiver Begleitsymptomatik auf, kann die schlafanstoßende beziehungsweise sedierende Wirkung einiger Arzneistoffe aus der Gruppe der tri- und tetrazyklischen Antidepressiva genutzt werden. Daneben spielen Antidepressiva in der Behandlung von chronischen oder therapieresistenten Schlafstörungen eine Rolle. In diesen Fällen ist vor allem das vergleichsweise geringe Abhängigkeitspotenzial von Vorteil. Zur Behandlung von Schlafstörungen werden Antidepressiva wie Trimipramin und Doxepin in geringeren Dosierungen als zur antidepressiven Therapie verordnet. Auch setzt die schlafanstoßende Wirkung, im Gegensatz zur antidepressiven, bereits unmittelbar nach Therapiebeginn ein. Sie wird vorwiegend durch antagonistische Effekte am H_1-Rezeptor vermittelt. Derzeit besteht keine Zulassung für ein Antidepressivum zur Therapie primärer Schlafstörungen. Weitere Nachteile eines solchen Therapieansatzes sind das breite Spektrum an Nebenwirkungen sowie eine veränderte Schlafstruktur mit verkürzten REM-Phasen. Dieses Phänomen ist bei Trimipramin weniger stark ausgeprägt als bei anderen trizyklischen Antidepressiva.

8.3 Osteoporose

Die postmenopausale Osteoporose führt zu einer Abnahme der Knochenstabilität aufgrund von Abbauprozessen im Inneren des Knochens (o Abb. 8.2). Um die Stabilität des Knochens zu erhalten ist eine umfassende Behandlung der Osteoporose notwendig. Diese umfasst drei Ansatzpunkte: zum einen die Basistherapie mit Calcium und Vitamin D_3, zum anderen die Stärkung des Knochens und der stützenden Muskulatur durch Sport und Bewegung und zu guter Letzt die medikamentöse Therapie.

8.3.1 Calcium und Vitamin D_3

Die Grundlage einer jeden Osteoporosetherapie ist eine ausreichende Versorgung der Betroffenen mit Calcium und Vitamin D_3.

Calcium ist das entscheidende Mineral in der Knochenstruktur, somit ist die Knochenstabilität eng mit dem Calciumhaushalt verknüpft. Die Empfehlungen der Deutschen Gesellschaft für Osteologie sehen für Patienten ohne antiresorptive Therapie eine Zufuhr von 1000 mg Calcium pro Tag sowie von 1400 mg Calcium pro Tag für Personen mit einer antiresorptiven Osteoporosetherapie vor. Von der Einnahme höherer Tagesdosen wird mit Blick auf das kardiovaskuläre Risiko abgeraten. Für den Fall, dass mit der Nahrung

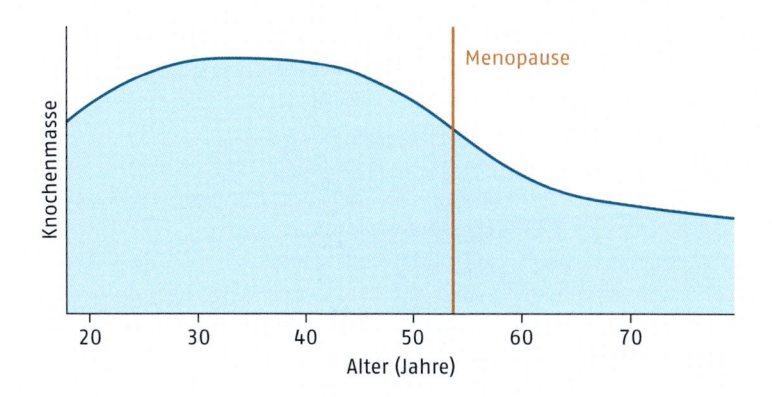

○ **Abb. 8.2** Altersabhängige Entwicklung der Knochenmasse bei Frauen (ohne postmenopausale Hormonsubstitution)

nicht ausreichend Calcium aufgenommen wird, kann auf Supplemente ausgewichen werden.

Ein Vitamin-D_3-Blutspiegel von größer 20 ng/ml ist wichtig für einen gesunden Knochen, denn Vitamin D_3 ist neben Parathormon und Calcitonin das entscheidende Hormon im Calciumgleichgewicht. Calcitriol, die stoffwechselaktive Form des Vitamin D_3, fördert die Knochenmineralisierung durch Calciumeinlagerung in den Knochen und verbessert darüber hinaus die Calciumresorption im Darm. Nur etwa 20 % unseres Vitamin-D_3-Bedarfs wird über die Nahrung gedeckt, deshalb ist die Produktion von Colecalciferol in der Haut besonders wichtig. Allerdings sind Sonnenstrahlen notwendig um 7-Dehydrocholesterol in Vitamin D_3 umzuwandeln. Täglich etwa 30 Minuten mit unbedeckten Armen und Gesicht in der Sonne reichen aus um einem Mangel vorzubeugen.

Dennoch sinkt der Vitamin-D_3-Spiegel gerade in den Wintermonaten bei einem Teil der Bevölkerung unter die Empfehlungen ab. Dem kann durch eine Vitamin-D_3-Supplementation entgegengewirkt werden. Die Einnahmeempfehlungen sehen 800 I. E. bis 2000 I. E. pro Tag vor, besteht bereits ein ausgeprägter Vitamin-D_3-Mangel sind gegebenenfalls höhere Dosierungen notwendig. Da Vitamin D_3 ein fettlösliches Vitamin ist sollte die Einnahme mit einer Hauptmahlzeit erfolgen.

8.3.2 Sport und Bewegung

Zur unterstützenden Behandlung einer Osteoporose ist es wichtig, dass sich der Betroffene viel bewegt und sportlich aktiv bleibt. Dies stärkt die Muskulatur, schützt vor Stürzen und fördert den Knochenaufbau. Deshalb ist es auch nach operativen Eingriffen wichtig, dass die Patienten möglichst früh wieder mobil sind um den Abbau der Muskulatur möglichst klein zu halten.

8.3.3 Medikamentöse Therapie

Bisphosphonate

Als Standardtherapeutika bei manifester Osteoporose fungieren Bisphosphonate. Mehrere Faktoren tragen zur ihrer Wirksamkeit bei. Zum einen reichern sie sich aufgrund ihrer hohen Affinität zu Calciumhydroxylapatit im Knochen an und verbleiben dort für einen Zeitraum von mehreren Jahren ohne die Knochenqualität zu mindern. Beim Knochenabbau werden sie schließlich aufgrund ihrer strukturellen Ähnlichkeit zu Pyrophoshat ins Zellinnere des Osteoklasten aufgenommen. Im Osteoklasten hemmen sie deren Aktivität beziehungsweise induzieren ihr Absterben. Gleichzeitig wird auch die Rekrutierung und Adhäsion von Osteoklasten vermindert. Strukturell wird zwischen stickstoffhaltigen und stickstofffreien Bisphosphonaten unterschieden. Die stickstofffreien Derivate, zu denen Etidronat zählt, werden aufgrund ihrer strukturellen Ähnlichkeit zu Pyrophosphat in ATP eingebaut. Allerdings sind die ATP-Derivate, die ein Bisphosponat enthalten, sehr stabil und somit zytotoxisch für die Osteoklasten. Bei stickstoffhaltigen Bisphophonaten steht die hemmende Wirkung auf die Farnesylpyrophoshat-Synthase im Vordergrund. Durch die Blockade dieses Enzyms wird die Funktion der Osteoklasten eingeschränkt, da wichtige kleine G-Proteine nicht gebildet werden können. Ein Stickstoffatom enthält unter anderem die Molekülstruktur der Wirkstoffe Alendronsäure, Ibandronsäure und Risedronsäure.

Alle Bisphosphonaten vermindern über die verschiedenen Angriffspunkte den Knochenabbau. Darüber hinaus unterdrücken sie die Adhäsion von Tumorzellen an die Knochenmatrix. Deshalb sind Bisphosphonate zur palliativen Therapie tumorbedingter Osteolysen und Hypercalciämien sowie bei Schmerzen infolge von Knochenmetastasen angezeigt. Je nach Zulassung sind Osteoporose und Morbus Paget neben der tumorinduzierten Osteolyse Anwendungsgebiete der verschiedenen Bisphosphonatderivate.

Bisphosphonate können auf sehr unterschiedlichen Applikationswegen zugeführt werden. Neben der 1-mal wöchentlichen oralen Einnahme sehen auch subkutane Injektionen mit einem 3-monatigen Dosierungsintervall und Infusionen für eine 1-mal jährliche Applikation zur Verfügung.

Tipps für die Beratung

Orale Einnahme von Bisphosphonaten

- 1-mal wöchentliche Einnahme.
- Nüchtern einnehmen, eine halbe Stunde vor dem Frühstück.
- Mit einem großen Glas Wasser einnehmen; calciumarmes Wasser, wie zum Beispiel Leitungswasser, verwenden.
- Tablette nicht teilen oder kauen.
- Aufrecht sitzen oder stehen und Oberkörper gerade halten.
- 30 Minuten nicht wieder hinlegen.

Als seltene Nebenwirkung werden unter der Therapie mit Bisphosphonaten Kiefernekrosen beobachtet. Vor allem Tumorpatienten sind davon betroffen. Deshalb sind regelmäßige Zahnarztbesuche während der Einnahme von Bisphosphonaten besonders wichtig. Eine gute Basistherapie mit Calcium und Vitamin D_3 schützt ebenfalls vor dem Auftreten dieser seltenen Nebenwirkung.

Antikörper gegen RANKL

Eine ähnlich gute Wirksamkeit und Verträglichkeit wie die Bisphosphonate zeigt der Antikörper gegen RANKL Denosumab. Dieser ist in Europa seit 2010 für die Behandlung der Osteoporose bei postmenopausalen Frauen zugelassen. Vier Jahre später ist die Zulassung erweitert worden, sodass Denosumab auch für Männer mit erhöhtem Frakturrisiko eine Behandlungsmöglichkeit darstellt.

RANKL ist die Abkürzung für Receptor Activator of NF-κB-Liganden. RANKL ist ein Protein, das von Osteoblasten gebildet wird. Bindet RANKL an seinen Rezeptor, dieser kommt an der Oberfläche von Osteoklasten und deren Vorläuferzellen vor, werden diese aktiviert und differenzieren zu aktiven Osteoklasten. Durch dieses enge Zusammenspiel wird die Aktivität von Osteoblasten und Osteoklasten reguliert. Bindet RANKL jedoch an den Antikörper Denosumab, kann er nicht mehr mit seinem eigentlichen Rezeptor interagieren und der Abbau des Knochens durch Osteoklasten wird vermindert. Auch der körpereigene Botenstoff Osteoprotegerin wirkt auf diese Weise. Zurzeit ist mit Prolia® zur Therapie der Osteoporose ein Arzneimittel mit dem Wirkstoff Denosumab auf dem Markt. Die Injektion erfolgt in sechs Monatsintervallen. Vorteilhaft ist, dass eine Anwendung auch bei Niereninsuffizienz möglich ist. Eine ausreichende Aufnahme von Calcium und gegebenenfalls Vitamin D_3 ist besonders wichtig um Hypocalciämie zu vermeiden. Eine Kontrolle der Calciumspiegel vor jeder Anwendung von Prolia® wird aus diesem Grund ebenfalls empfohlen. Ein weiteres denosumabhaltiges Präparat, XGEVA®, ist zur Behandlung von Patienten mit Knochenmetastasen oder Riesenzelltumoren des Knochens zugelassen.

Selektive Estrogenrezeptor-Modulatoren (SERM)

Zur Behandlung der postmenopausalen Osteoporose zugelassen ist der SERM Raloxifen. Die selektiven Estrogenrezeptor-Modulatoren sind Arzneistoffe, die gewebeabhängig agonistische und antagonistische Effekte an Estrogenrezeptoren auslösen. Raloxifen, zum Beispiel Evista®, hemmt relativ selektiv den Knochenabbau, entfaltet aber an der Brust und im Hypothalamus eine antiestrogene Wirkung. Allerdings ist Raloxifen aufgrund seines Thromboembolie-Risikos nicht mehr Mittel der Wahl in der Therapie der postmenopausalen Osteoporose. Ein weiteres SERM – Tamoxifen – wird zur Behandlung von Brustkrebs eingesetzt.

Eine knochenprotektive Wirkung ist auch für die Hormonersatztherapie bekannt. Aufgrund der vieldiskutierten Risiken einer Hormonsubstitution wird diese nur noch nach strenger Risiko-Nutzen-Abwägung empfohlen. Ausschließlich zur Osteoporosetherapie ohne belastende Wechseljahresbeschwerden ist eine menopausale Hormontherapie nicht empfohlen.

Weitere

Strontiumranelat hemmt die Aktivität der Osteoklasten und steigert gleichzeitig die Aktivität der Osteoblasten ohne dabei Einfluss auf die Knochenmineralisierung und damit die Stabilität der Knochenmatrix zu nehmen. Da die geringe Resorption des Arzneistoffs durch Nahrung weiter verschlechtert wird, erfolgt die Einnahme am Abend vor dem Zubettgehen und somit in zeitlichem Abstand zur letzten Mahlzeit.

Fluorid fördert die Proliferation und die Aktivität der Osteoblasten. Aber Fluorid-Ionen werden auch an Stelle der Hydroxylgruppen in den Apatit eingelagert. Findet dies in größerem Umfang statt, verändert sich dadurch die Kristallstruktur des Apatits. Der

Knochen wird spröde und wenig belastbar. Daraus ergibt sich, dass die therapeutische Breite von Fluoriden sehr begrenzt ist und sie nur noch selten in der Therapie eingesetzt werden.

Calcitonin ist ein Peptidhormon, das in der Schilddrüse gebildet wird, und die Osteoklastenaktivität hemmt. Bei der Therapie der Osteoporose spielt Calcitonin nur eine untergeordnete Rolle, eine größere Bedeutung hat das Peptid in der Therapie des Morbus Paget und bei tumorbedingten Knochenschmerzen.

Parathormon und **Teriparatid**, ein gentechnisch hergestelltes Fragment des Parathormon, sorgen für einen schnellen Anstieg der Calciumkonzentration im Blut. Die therapeutische Gabe erfolgt 1-mal täglich subkutan. Aufgrund der kurzen Halbwertszeit von 1,5 bzw. 1 Stunde wird der Aufbau neuer Knochensubstanz angeregt. Eine Anwendung kann bei hohem Frakturrisiko indiziert sein. Ein dauerhaft erhöhter Parathormonspiegel würde allerdings den Knochenabbau fördern, da das Hormon auch die Freisetzung von Ca^{2+} aus dem Knochen verstärkt. Die körpereigene Produktion von Parathormon erfolgt in der Nebenschilddrüse.

Dauer einer Osteoporosetherapie

Da es sich bei der Osteoporose in vielen Fällen um eine chronische Erkrankung handelt, die über Jahrzehnte besteht, stellt sich die Frage wie lange eine Osteoporosetherapie durchgeführt werden sollte.

Grundsätzlich gilt, dass die Basistherapie mit Calcium und Vitamin D_3 so lange fortgeführt wird, wie ein erhöhtes Frakturrisiko besteht. Für die medikamentösen Therapien ist eine Wirksamkeit für die Zeit der Einnahme und bei bestimmten Arzneistoffen bis zu einem Jahr nach Therapieende nachgewiesen. Gerade für die Bisphosphonaten mit ihrer langen Verweildauer im Knochen, wird eine Wirkung über den Einnahmezeitraum hinaus angenommen. Damit steht die Fragen im Raum, ob Therapiepausen sinnvoll sind und in welchem zeitlichen Rahmen sie erfolgen sollten. Leider gibt es zum jetzigen Zeitpunkt nur begrenzt Aussagen zu Therapiepausen und Langzeiteffekten unter einer Therapie mit Bisphosphonaten. Daraus ergibt sich, dass eine individuelle Entscheidung über die Dauer einer Therapie mit Bisphosphonaten anhand der Risikokonstellation des Einzelfalls erfolgen sollte.

9 Alternativen zur hormonellen Therapie

Seit die Risiken der Hormontherapie bekannt geworden sind, wird verstärkt nach möglichen therapeutischen Alternativen zur Gabe von Sexualhormonen gesucht. Diese sind insbesondere für Frauen mit einer Kontraindikation gegen eine HT wichtig. Dazu gehören unter anderen Frauen mit Mammakarzinom beziehungsweise anderen hormonabhängigen Tumoren, aber auch Patientinnen mit Leberfunktionsstörungen und Herz-Kreislauf-Erkrankungen.

Die Frage nach Alternativen zur HT ist bei onkologischen Patientinnen oftmals von besonderer Relevanz, da diese zum Teil aufgrund von antihormonellen Krebsbehandlungen sehr ausgeprägt unter den Beschwerden des Klimakteriums leiden (▶ Kap. 5).

Auch bei Brustkrebs-Patientinnen mit Hormonrezeptor-negativen Karzinomen ist eine HT nicht empfehlenswert. Sprechen Patientinnen mit Hormonrezeptor-negativen Tumoren nicht auf Alternativtherapien an, kann im Einzelfall eine HT erwogen werden. In einem solchen Fall muss die Nutzen-Risiko-Analyse besonders sorgfältig erfolgen.

Zu den möglichen Alternativen zur Behandlung von Wechseljahresbeschwerden gehören unterschiedliche Arzneistoffe. Die größte Gruppe stellen die Antidepressiva, insbesondere die SSRIs dar, aber auch Mirtazapin und Venlafaxin werden eingesetzt. Darüber hinaus spielen die Antikonvulsiva Gabapentin, Clonidin und Methyldopa eine Rolle.

Derzeit sind alle der genannten Optionen in Deutschland nicht zur Behandlung klimakterischer Beschwerden zugelassen, sodass der Einsatz dieser Arzneistoffe derzeit als Off-Label-Use erfolgt. In den USA ist der SSRI Paroxetin in niedriger Dosierung für diese Indikation zugelassen. Eine Zulassungserweiterung für Gabapentin hat die FDA im selben Jahr abgelehnt.

Sowohl für die relevanten Antidepressiva als auch für Gabapentin und Clonidin gilt: Im Vergleich zur HT ist die Studienlage zum Einsatz gegen klimakterische Beschwerden gering. Darüber hinaus weisen die vorhandenen klinischen Studien in der Regel nur kleine Patientenkollektive auf und sind zeitlich auf einige Wochen bis wenige Monate begrenzt. Somit gibt es so gut wie keine Daten zu möglichen Risiken und Nebenwirkungen einer Langzeitanwendung. Zu Methyldopa ist die Studienlage so schwach, dass im Moment kein aussagekräftiger, wissenschaftlicher Wirksamkeitsnachweis vorliegt.

9.1 Selektive Serotonin-Reuptake-Inhibitoren (SSRI)

Die SSRIs gehören zu den Antidepressiva und hemmen selektiv die Wiederaufnahme von Serotonin aus dem synaptischen Spalt. Durch diesen Mechanismus nehmen sie Einfluss auf das Serotonin-Gleichgewicht im zentralen Nervensystem, wobei die genauen Zusammenhänge noch nicht vollständig geklärt sind. Das klassische Anwendungsgebiet der SSRI ist die Behandlung von Depressionen. Seit einigen Jahren werden sie auch zur Behandlung von Hitzewallungen während der Wechseljahre eingesetzt, sofern eine Kontraindikation gegen die HT besteht.

Ein Vorteil der SSRI in diesem Zusammenhang ist ihr schneller Wirkbeginn. So sind die ersten Therapieerfolge bereits innerhalb der ersten ein bis zwei Behandlungswochen zu erwarten.

In Deutschland erfolgt der Einsatz off-label, also außerhalb der Zulassung. Die FDA hat 2013 die Zulassung von **Paroxetin** um diese Indikation erweitert. Diese Entscheidung war sehr umstritten, da externe Gutachter der FDA zuvor von einer Zulassung abgeraten hatten. Sie hatten ihre Empfehlung mit zu geringen Effekten im Hinblick auf die Wirksamkeit sowie Hinweisen auf schwerwiegende Nebenwirkungen begründet. So wurde in beiden Zulassungsstudien eine erhöhte Anzahl an Suiziden beobachtet.

Aus der Gruppe der SSRI sind für Paroxetin die umfangreichsten Daten zur Wirksamkeit bei vasomotorischen Beschwerden vorhanden, sodass Paroxetin bevorzugt einzusetzen ist. Allerdings führt die gleichzeitige Einnahme von Tamoxifen und Paroxetin zu einer klinisch relevanten Wechselwirkung (▶ Kap. 9.1.1). Neben den bereits erwähnten vermehrten Suizidgedanken sind Kopfschmerzen, Lethargie sowie Übelkeit und Erbrechen zu erwartende Nebenwirkungen. In den Studien, auf deren Grundlage die Zulassung in den USA erfolgte, wurden niedrige Tagesdosen von 7,5 mg angesetzt, im Vergleich: Zur Behandlung von Depressionen werden Tagesdosen von 20 mg verordnet. Die orale Einnahme von Paroxetin gegen Hitzewallungen erfolgt zur Nacht.

Da die Ergebnisse der klinischen Studien zur Anwendung von **Fluoxetin** gegen Hitzewallungen wenig überzeugend sind, erscheint der Einsatz von Fluoxetin bei vasomotorischen Beschwerden nicht sinnvoll. Vielmehr wird bevorzugt Paroxetin oder gegebenenfalls Citalopram eingesetzt. Darüber hinaus ist auch für den Wirkstoff Fluoxetin eine Interaktion mit Tamoxifen zu erwarten.

Auch **Citalopram** wird in der Therapie eingesetzt, ohne das es Hinweise auf eine Wechselwirkung mit Tamoxifen gibt. Zum Einsatz von Citalopram bei Hitzewallungen sind nur wenige Daten aus wissenschaftlichen Studien vorhanden. Diese zeigen eine Wirksamkeit von Citalopram bei vasomotorischen Beschwerden. Gleichzeitig sind weitere Studien notwendig um diese ersten Erkenntnisse zweifelsfrei zu untermauern und darüber hinaus die möglichen Risiken insbesondere einer Langzeitanwendung ausreichend zu untersuchen. Zusätzlich gibt es Hinweise, dass Citalopram Schlafstörungen, die mit der Menopause assoziiert sind, lindern kann.

9.1.1 Wechselwirkung zwischen Paroxetin/Fluoxetin und Tamoxifen

Es gibt Hinweise, dass die gleichzeitige Einnahme von Paroxetin/Fluoxetin und Tamoxifen zu einer klinisch-relevanten Wechselwirkung führt.

Tamoxifen ist ein selektiver Estrogenrezeptor-Modulator, dessen Metabolit mit einer ausgeprägten Affinität an periphere Estrogenrezeptoren bindet. Dieser blockiert die

Rezeptoren, lediglich eine geringfügige agonistische Restaktivität ist noch vorhanden. Tamoxifen wird zur Nachbehandlung von hormonabhängigen Tumoren bei Mammakarzinom-Patientinnen, eingesetzt. In der Regel erfolgt die Einnahme über einen Zeitraum von mehreren Jahren. Da Frauen mit Mammakarzinom statistisch gesehen häufiger an Depressionen erkranken als Frauen ohne Vorerkrankung und außerdem aufgrund der vorhandenen Kontraindikation gegen ein HT vermehrt SSRI zur Behandlung von Hitzewallungen eingenommen werden, ist diese Wechselwirkung durchaus praxisrelevant.

Bei einer gleichzeitigen Einnahme von Tamoxifen und Paroxetin/Fluoxetin kommt es über das Enzym CYP2D6 zu einer Interaktion. Tamoxifen ist ein Prodrug und wird im Körper durch CPY2D6 zu seinem aktiven Metaboliten Endoxifen umgebaut. Wird der Durchsatz des Enzym CYP2D6, das für die Aktivierung von Tamoxifen zu Endoxifen verantwortlich ist, durch Enzyminduktoren oder Enzymihibitoren verändert, nimmt dies auf die Konzentration an aktivem Endoxifen Einfluss. Paroxetin und Fluoxetin sind starke Inhibitoren von CYP2D6, wohingegen Citalopram nur eine schwach-inhibierende Wirkung auf CYP2D6 hat. Insbesondere die gleichzeitige Einnahme von Tamoxifen und Paroxetin beziehungsweise Fluoxetin führt dazu, dass die Plasmaspiegel von Endoxifen niedriger sind als bei einer ausschließlichen Therapie mit Tamoxifen.

Eine retrospektiv-angelegte, kanadische Kohortenstudie aus dem Jahr 2010 zeigt eine erhöhte Sterblichkeit von Bruskrebs-Patientinnen, die gleichzeitig Tamoxifen und Paroxetin eingenommen hatten, im Vergleich zur Brustkrebs-Patientinnen, die ausschließlich Tamoxifen erhalten hatten. Daraus ergibt sich, dass die gleichzeitige Anwendung von Paroxetin beziehungsweise Fluoxetin und Tamoxifen nicht zu empfehlen ist. Nimmt die Patientin bereits Tamoxifen in Kombination mit Paroxetin oder Fluoxetin, ist ein Wechsel des Antidepressivums sinnvoll. Mögliche Alternativen sind Citalopram oder Venlafaxin – für diese beiden Arzneistoffe ist diese Wechselwirkung nicht zu erwarten.

9.2 Venlafaxin und Mirtazapin

Aus der Gruppe der Antidepressiva werden außerdem die Arzneistoffe Venlafaxin und Mirtazapin eingesetzt.

9.2.1 Venlafaxin

Venlafaxin ist ein selektiver Serotonin- und Noradrenalin-Reuptake-Inhibitor. Diese hemmen die Wiederaufnahme von Serotonin und Noradrenalin in die präsynaptischen Nervenenden. Venlafaxin ist in Deutschland zugelassen zur Behandlung von Depressionen und Angststörungen.

Zur Anwendung von Venlafaxin bei Hitzewallungen sind einige kleinere Studien vorhanden. Allerdings sind die Ergebnisse zum Teil widersprüchlich, sodass weitere Studien zur Beurteilung der Wirksamkeit notwendig sind. In einer randomisierten Studie aus dem Jahr 2014 zeigte Venlafaxin eine ähnlich gute Wirksamkeit wie eine Therapie mit niedrigdosierten Estrogenen. Allerdings war das Studienkollektiv zu klein um eine Nicht-Unterlegenheit nachzuweisen. Gleichzeitig ist davon auszugehen, dass mit einer hochdosierten Estrogentherapie vasomotorische Beschwerden effektiver behandelt werden können als mit Venlafaxin. Außerdem war die Studie auf wenige Wochen begrenzt, sodass keine Aussage zu etwaigen Langzeitrisiken von Venlafaxin möglich ist. Zu den typischen Nebenwirkungen gehören Obstipation, Kopfschmerzen und Mundtrockenheit.

Venlafaxin wird auch erfolgreich bei Depressionen in den Wechseljahren eingesetzt und verbessert darüber hinaus einen gestörten Schlaf.

9.2.2 Mirtazapin

Zum tetrazyklischen Antidepressivum Mirtazapin liegen derzeit keine Daten aus randomisierten, placebokontrollierten Studien vor. Hinweise auf seine mögliche Wirkung ergeben sich aus zwei kleinen, nicht-randomisierten Studien.

Mirtazapin nimmt neben seiner Wirkung auf die präsynaptischen α_2-Rezeptoren des noradrenergen Systems auch modulierend Einfluss auch 5-HT_{2A}-Rezeptoren. Die genannten Angriffspunkte des Arzneistoffs sind möglicherweise die Erklärung für die Wirksamkeit von Mirtazapin. Da Mirtazapin insgesamt ein dämpfenden bis leicht-sedierenden Wirkprofils aufweist, wirken sich diese Begleiteffekte gegebenenfalls positiv auf Schlaf- und Angststörungen aus. Gleichzeitig sind Müdigkeit und Somnolenz mögliche Nebenwirkungen der Mirtazapin-Einnahme.

9.3 Antikonvulsiva – Gabapentin

Das Antikonvulsivum Gabapentin stellt eine spannende Alternative zur HT bei der Behandlung von Hitzewallungen dar. Es weist eine strukturelle Ähnlichkeit zum Neurotransmitter GABA auf. Diese steht jedoch nicht in Zusammenhang mit der Wirkung von Gabapentin. Vielmehr wird davon ausgegangen, dass Gabapentin an spannungsabhängige Calciumkanäle des ZNS bindet und dadurch die Neurotransmitterausschüttung an der nachfolgenden Synapse verändert.

Neben seiner Anwendung bei Epilepsie wird Gabapentin insbesondere zur Behandlung von neuropathischen Schmerzen eingesetzt. Außerhalb der Zulassung erfolgt die Verordnung zur Linderung von Hitzewallungen. Erste Studien zur Wirksamkeit von Gabapentin gegen Hitzewallungen zeigen eine signifikante Reduktion der Beschwerden im Vergleich zu Placebo. Untersucht wurden hierbei Dosierungen von 900 mg Gabapentin pro Tag. Allerdings liegen derzeit noch keine Daten zur Langzeitanwendung sowie zu möglichen Risiken einer solchen vor.

9.4 Clonidin

Clonidin ist ein Sympathomimetikum und wird hauptsächlich zur Behandlung der arteriellen Hypertonie eingesetzt. Es überwindet aufgrund seiner Lipophilie rasch die Blut-Hirn-Schranke und kann somit an zentralen Angriffspunkten wirken. Dort entfaltet es seine agonistische Wirkung auf α_2-Rezeptoren, wodurch der Sympathikotonus sinkt und infolge dessen weniger Noradrenalin freigesetzt wird. In entsprechenden Dosierungen wirkt Clonidin langanhaltend blutdrucksenkend. Zur Linderung von Hitzewallungen werden niedrigere Dosierungen gewählt um blutdrucksenkende Effekte zu vermeiden.

Hinweise auf die Wirksamkeit von Clonidin bei Hitzewallungen ergeben sich aus zwei randomisierten, placebokontrollierten und doppelblinden Studien, die eine Überlegenheit gegenüber Placebo zeigen. Clonidin konnte in diesen Studien die Häufigkeit, Dauer und Intensität von Hitzewallungen signifikant senken. Dennoch ist zum jetzigen Zeitpunkt keine abschließende Bewertung möglich, da die vorliegenden Daten in ihrem Umfang sehr begrenzt sind.

Zu den Nebenwirkungen einer Clonidin-Einnahme gehören, Mundtrockenheit, Obstipation und Schlafstörungen. Letztere sind besonders für Frauen, die bereits zuvor unter Insomnie litten, belastend.

10 Phytopharmaka

Die Nachfrage nach pflanzlichen Möglichkeiten zur Behandlung klimakterischer Beschwerden (◻ Tab. 10.8) spielt insbesondere in der Apotheke eine wichtige Rolle. Viele Kundinnen sind auf der Suche nach natürlichen Therapieansätzen. Sie sehen in pflanzlichen Arzneimitteln eine gutverträgliche und risikoarme Alternative zur Hormontherapie. Inwieweit Phytopharmaka diese Erwartungen erfüllen können, ist noch nicht abschließend geklärt.

Folgende Aspekte erschweren eine Bewertung von Therapieansätzen auf pflanzlicher Basis. Zum einen ist für keines des eingesetzten Phytopharmaka die Wirksamkeit momentan zweifelsfrei nachgewiesen. Trotz zum Teil langjähriger Forschungen gibt es weiterhin eine Reihe offener Fragen, daneben allerdings auch einige gute Hinweise auf deren Wirksamkeit. Zum anderen sind kaum wissenschaftliche Daten zur Langzeitanwendung der verschiedenen Pflanzenextrakte vorhanden, somit können mögliche Risiken mehrjähriger Therapien nur unzureichend bewertet werden. Dennoch gibt es –von wenigen Ausnahmen abgesehen – keine Hinweise auf schwerwiegende Nebenwirkungen von Phytopharmaka bei sachgemäßer Einnahme.

Eine Besonderheit pflanzlicher Arzneimittel ist ihre komplexe Zusammensetzung. Ein Pflanzenextrakt ist in der Regel ein Vielstoffgemisch mit verschiedenen pharmakologisch-wirksamen Inhaltsstoffen, sodass die Wirksamkeit des Extrakts selten einem einzelnen Inhaltsstoff zugeschrieben werden kann. Dies macht es gleichzeitig schwierig unterschiedliche Extrakte zu vergleichen, da auf die Zusammensetzung eines Spezialextrakts eine Vielzahl von Faktoren einwirkt. So haben unter anderem die Aufbereitung der Droge, zum Beispiel in Form einer Trocknung, sowie das Extraktionsmittel einen maßgeblichen Einfluss auf die spätere Zusammensetzung des Extrakts. Insbesondere bei der Traubensilberkerze (▶ Kap. 10.1) sind Extrakte auf Basis unterschiedlicher Extraktionsmittel gebräuchlich. Der Umstand, dass auf verschiedene Weise gewonnene Extrakte nicht vergleichbar sind, erschwert die Bewertung der wenigen klinischen Studien zusätzlich.

Die Palette der Inhaltsstoffe von im Klimakterium therapeutisch-genutzten Arzneipflanzen ist sehr vielfältig. Während bei einigen Pflanzen die wirksamkeitsbestimmenden Inhaltsstoffe unbekannt sind, enthalten andere Phytoestrogene. Dies sind Pflanzeninhaltsstoffe, die an Estrogenrezeptoren binden und eine Estrogenwirkung auslösen (▶ Kap. 2.2). Gemeinsam ist den pflanzlichen Arzneimitteln eine Latenz zwischen Therapie- und Wirkbeginn. Die beträgt bei einigen Produkten mehrere Wochen.

Die Auswahl eines geeigneten Phytopharmakons erfordert Sorgfalt. Denn einige Präparate sind als Arzneimittel zugelassen, andere verfügen lediglich über eine Registrierung als traditionelles Arzneimittel. Daneben spielen Nahrungsergänzungsmittel im diesem Bereich eine große Rolle.

Arzneimittel mit Zulassung. Diese Arzneimittel sind von der Arzneimittelbehörde zugelassen, somit sind ihre Qualität, ihre Wirksamkeit und ihre Unbedenklichkeit nachgewiesen. Bei der Bewertung durch die Zulassungsstellen ergab sich ein positives Nutzen-Risiko-Verhältnis.

Traditionelles Arzneimittel. Diese Arzneimittel verfügen über eine Registrierung als traditionelles Arzneimittel. Somit wurde ihre Unbedenklichkeit und pharmazeutische Qualität für die Registrierung nachgewiesen. Ein konkreter Wirksamkeitsnachweis in Form einer klinischen Studie liegt nicht vor. Hinweise auf die Wirksamkeit ergeben sich aus der langjährigen Anwendung dieser Präparate.

Nahrungsergänzungsmittel. Die Produkte enthalten Nährstoffe wie beispielsweise Vitamine und Mineralstoffe, welche die Ernährung ergänzen. Rechtlich gesehen sind Nahrungsergänzungsmittel (NEM) Lebensmittel. Sie werden in Form von Kapseln, Tabletten oder ähnliches in Verkehr gebracht. Durch ihre konzentrierten Inhaltsstoffe können im Körper physiologische Wirkungen erzielt werden.

10.1 Traubensilberkerze

Die wichtigste Heilpflanze für Frauen in den Wechseljahren ist die Traubensilberkerze (o Abb. 10.1). Phytopharmaka, die Extrakte der Traubensilberkerze enthalten, gelten als mögliche therapeutische Alternative zur HT bei leichten Wechseljahresbeschwerden.

Die Traubensilberkerze ist eine Staude, die in östlichen Teil Nordamerikas beheimatet ist. Der früher gebräuchlich lateinische Name *Cimicifuga racemosa* wurde durch die Bezeichnung *Actaea racemosa* abgelöst. Von pharmazeutisch-medizinischem Interesse ist das getrocknete Rhizom der Pflanze.

10.1.1 Inhaltsstoffe und deren Wirkung

Die Extrakte der Traubensilberkerze enthalten Triterpenglykoside. Diese werden mit den pharmakologischen Effekten in Verbindung gebracht, nachgewiesen ist dieser Zusammenhang momentan aber nicht. Hierbei sind vor allem die Triterpenglykoside von Cycloartantyp für die Forschunng interessant, dazu zählen die Cimicifugoside (das 3-O-Xylosid des Cimigenol). Auch die Bezeichnungen Cimigoside oder Cimifugoside werden für diese verwendet. Daneben beinhalten Traubensilberkerzen-Extrakte Phenolcarbonsäuren wie beispielsweise Kaffee-, Ferula- und Isoferulasäuren, Phenylpropanoide unter anderem Hydroxyzimtsäureester, die auch als Cimicifugasäuren bezeichnet werden, sowie eine Vielzahl weiterer Substanzen.

Um den Wirkmechanismus der Traubensilberkerzen-Extrakte aufzuklären wurde eine Vielzahl von Untersuchungen durchgeführt, er ist damit der am besten erforschte Extrakt unter den Phytopharmaka zur Behandlung von klimakterischen Beschwerden. Dennoch ist es bis jetzt nicht gelungen den genauen Wirkmechanismus aufzuklären. Die früher angenommene estrogene Wirkung konnte in neueren Untersuchungen nicht bestätigt werden, auch die zeitweise diskutierte Hypothese eine SERMs ist nicht zweifelsfrei belegt, neuere Arbeiten zeigen keine beziehungsweise zum Teil sogar antagonistische Effekte am Estrogenrezeptor. Darüber hinaus gibt es Hinweise, dass Inhaltsstoffe der Traubensilberkerze mit Rezeptoren des Nervensystems interagieren. Diskutiert werden Effekte vor allem an Dopamin- und Serotoninrezeptoren, aber auch GABA- und Opioid-Rezeptoren gelten als mögliche Angriffspunkte.

Ein positiver Einfluss dieser Extrakte auf vasomotorische Symptome wie beispielsweise Hitzewallungen und Schweißausbrüche und psychische Beschweren wie Schlafstörungen konnte in einzelnen klinischen Studien mit einem isopropanolische Spezialextrakt nachgewiesen werden. Allerdings wurde in den meisten Studien lediglich eine geringfügige Überlegenheit gegenüber Placebo beobachtet. Ein Cochrance Review aus dem Jahr 2012 zeigte jedoch keine signifikante Überlegenheit von Traubensilberkerzen-Extrakten gegenüber Placebo. Einschränkend weisen die Autoren auf die zum Teil unterschiedliche Extraktzusammensetzung sowie die oftmals kleinen Probandenkollektive hin.

Die Heterogenität der Extrakte ergibt sich unter anderem aus dem Umstand, dass diese mit unterschiedlichen Extraktionsmittel gewonnen werden. Für die Herstellung der Pflanzenextrakte wird bei einem Spezialextrakt Isopropanol als Auszugsmittel verwendet, bei anderen erfolgt die Extraktion mit Ethanol, zum Teil in unterschiedlichen Konzentrationen.

Review. Mit diesem Begriff wird eine Übersichtsarbeit bezeichnet, die die Ergebnisse mehrerer klinischer Studien zusammenfasst. Die Auswahl der Studien sowie die anschließende Auswertung erfolgt bei einem qualitativ hochwertigen Review nach den Anforderungen der evidenzbasierten Medizin.

Zusätzlich zur leichten Reduktion von Hitzewallungen und Schweißausbrüche werden osteoprotektive und antiproliverative Wirkungen für die Extrakte der Traubensilberkerze beschrieben.

10.1.2 Besonderheiten der Therapie

Bei der Therapie von klimakterischen Beschwerden mit diesen Extrakten liegen zwischen dem Behandlungsbeginn und dem Wirkeintritt etwa zwei bis vier Wochen. Dabei ist es möglich, dass sich die Beschwerden nach Beginn der Therapie sogar kurzfristig verschlimmern. Bis sich die Wirkung vollständig entfalten vergehen etwa acht Wochen, sodass eine Einnahme über mehrere Monate empfehlenswert ist. Überschreitet die Einnahme allerdings einen Zeitraum von sechs Monaten ist die Fortsetzung der Therapie mit einem Arzt abzusprechen.

Insgesamt gelten Phytopharmaka, die Auszüge der Traubensilberkerze enthalten, als gut verträglich. Über Nebenwirkungen wird nur selten berichtet, möglich sind unter anderem gastrointestinale Beschwerden sowie allergische Reaktionen. Darüber hinaus wurde unter der Einnahme von Extrakten der Traubensilberkerze in seltenen Fällen über die Erhöhung der Leberwerte (Transaminasen) und sehr selten über Leberschädigungen berichtet. Ein Zusammenhang konnte aber nicht zweifelsfrei nachgewiesen werden, dennoch sollte die Therapie bei auffälligen Leberwerten beendet werden. Die Langzeitanwendung von Cimicifugaextrakten ist wenig erforscht, sodass derzeit keine Daten zu möglichen Risiken einer solchen vorliegen.

Extrakte der Traubensilberkerze sind beispielsweise enthalten in Remifemin® (Spezialextrakt mit Isopropanol als Auszugsmittel) oder Klimadynon® (ein ethanolischer Auszug).

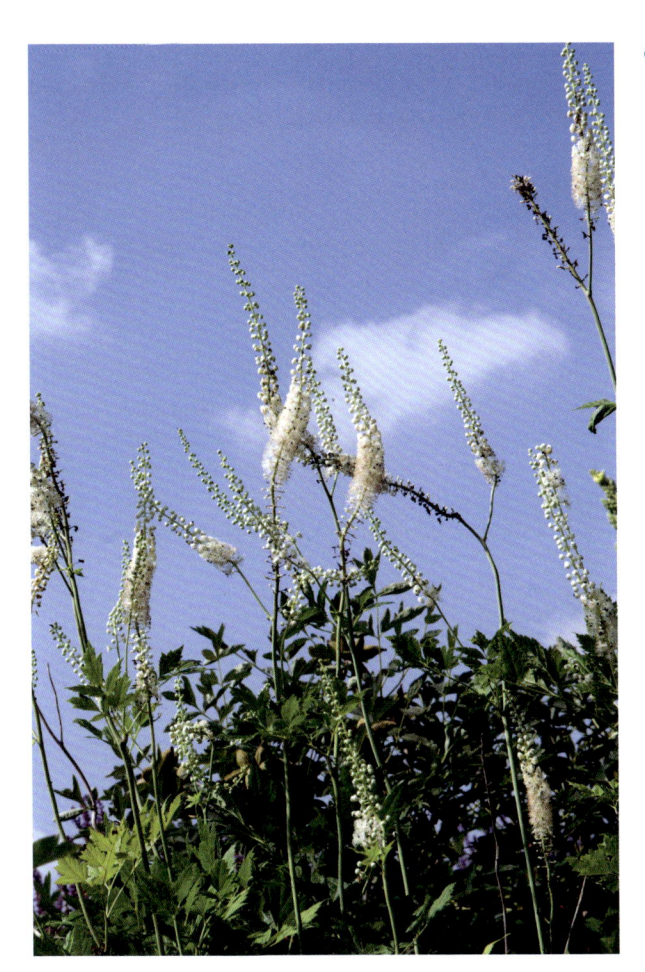

Abb. 10.1 Traubensilberkerze | *Actaea racemosa*

10.1.3 Traubensilberkerze & Johanniskraut

Angeboten wird auch eine fixe Kombination aus Traubensilberkerze und Johanniskraut. Diese ist besonders geeignet für Frauen, die neben Hitzewallungen auch unter psychischen Beschwerden wie depressive Verstimmungen, Angst und Reizbarkeit leiden. In den durchgeführten Studien zeichnete sich im Vergleich mit Placebo eine Wirksamkeit gegen klimakterische Beschwerden ab.

10.2 Phytoestrogene

In einigen Pflanzen konnten Inhaltsstoffe nachgewiesen werden, die im Körper an Estrogenrezptoren binden und estrogenartige Wirkungen entfalten: die sogenannten Phytoestrogene. Für einige Naturstoffe konnte gezeigt werden, dass sie zum Teil nicht nur estrogene, sondern auch antiestrogene Effekte vermitteln. Ihr Wirkung auf die Estrogenrezeptoren entspricht dem eines selektiven Estrogenrezeptor-Modulators (▶ Kap. 2.2). Diese Derivate werden deshalb auch als Phyto-SERMs bezeichnet. Da Phytoestrogen im Körper hormonähnliche Wirkungen entfalten, ist nicht auszuschließen, dass sie über ein ähnliches Risikopotenzial verfügen wie andere Estrogene. Derzeit ist wenig über die möglichen Risiken einer hochdosierten Einnahme von Phytoestrogenen bekannt.

Zu den Phytoestrogenen gehören Isoflavone, Lignane und Stilbenderivate. Sie können an Estrogenrezeptoren binden, da sie in gewissen Molekülbereichen strukturelle Ähnlichkeiten zu Estradiol aufweisen. Am gebräuchlichsten sind Produkte auf Basis von Soja und Rotklee, aber auch Extrakte aus der Wurzel des Rhapontik-Rhabarbers enthalten Stilbenderivate, die an Estrogenrezeptoren binden.

10.2.1 Soja und Rotklee

Besonders reich an Isoflavonen sind Soja und Rotklee, weshalb sie therapeutisch genutzt werden können. Allerdings sind zur therapeutischen Anwendung von soja- und rotkleehaltigen Produkt noch viele Fragen offen. Soja ist eine der wichtigsten Nutzpflanzen weltweit. Als Ölsaat ist die Sojabohne reich an fettem Öl, zusätzlich haben Sojabohnen einen hohen Eiweißgehalt. Rotklee ist in unseren Breitengraden häufig auf Fettwiesen zu finden, wird aber auch als Kulturpflanze angebaut. Von April bis Oktober sind die kugeligen, rotvioletten Blütenstände zu sehen.

Inhaltsstoffe und deren Wirkung

Die Sojabohne enthält vor allem die Phytoestrogene Daidzein und Genistein. Die Isoflavonen Formonenetin und Biochanin A sind wichtige Inhaltsstoffe des Rotklees. Die genannten Isoflavone besitzen eine schwach estrogene Wirkung. Inwieweit sie aufgrund dieser Estrogenwirkung klimakterische Beschwerden lindern können ist derzeit noch unklar, da die Studienlage zur den angesprochenen Isoflavonderivaten unübersichtlich ist und diese darüber hinaus zum Teil zu widersprüchlichen Ergebnissen kommen. Entscheidende Faktoren hinsichtlich der Art des ausgelösten Effekts sind sowohl die Dosierung als auch die Dauer beziehungsweise der Beginn der Einnahme.

Interessant ist auch die Beobachtung, dass Asiatinnen weniger unter Hitzewallungen leiden als Frauen aus westlichen Industrienationen. Es wird diskutiert, ob möglicherweise ein Zusammenhang mit der sojareichen Ernährung im asiatischen Raum besteht. Allerdings könnte auch eine Vielzahl anderer Faktoren ebenfalls ursachlich für die milde Ausprägung von Wechseljahresbeschwerden verantwortlich sein (▶ Kap. 10.1.4).

Besonderheiten der Therapie

Gerade Produkte auf Basis von Soja und Rotklee sind oftmals als Nahrungsergänzungsmittel auf dem Markt. Zu diesen Produkten liegen somit keine Daten zur Wirksamkeit und Verträglichkeit vor.

Im Jahr 2015 aktualisierte das Bundesinstitut für Risikobewertung (BfR) seine Risikobewertung für Produkte, die isolierte Isoflavone enthalten. In dieser wird festgehalten, dass bei einer Einnahme von Isoflavonen (Extrakten aus Soja von bis zu 100 mg pro Tag bei einer Einnahmedauer von bis zu zehn Monaten und für Präparate aus Rotklee in Dosierungen von bis zu 43,5 mg Isoflavonen pro Tag bei einer Einnahmedauer von bis zu drei Monaten) zumindest keine negativen Auswirkungen auf die Zielorgane weibliche Brustdrüse, Gebärmutter und Schilddrüse zu befürchten sind. Diese Bewertung beschränkt sich allerdings auf gesunde Frauen nach der Menopause. Zur perimenopausale Einnahme dieser sekundären Pflanzenstoffe gibt es keine Daten auf deren Grundlage eine Bewertung erfolgen könnte. Auch über mögliche langfristige Folgen einer regelmäßigen Aufnahme von Isoflavonen ist wenig bekannt. Außerdem wird Frauen mit einer hormonabhängigen Krebserkrankung – aktuell oder in der Vorgeschichte – empfohlen, auf die Einnahme von Produkten, die isolierte Isoflavone enthalten und somit eine estrogenartige Wirkung entfalten, zu verzichten.

10.2.2 Rhapontik-Rhabarber

Als Arzneipflanze mit Phytoestrogenen wird der Rhapontik-Rhabarber (*Rheum rhaponticum*) eingesetzt um Wechseljahresbeschwerden zu lindern. Der Rhapontik-Rhabarber, auch Sibirischer Rhabarber genannt, wächst im südlichen Sibirien sowie in Südnorwegen. Die krautige Pflanze wird bis zu 1,5 Meter hoch und blüht von Mai bis Juni mit auffälligen Blütenständen.

Die Stilbenderivate Rhapontigenin und Desoxyrhapontigenin gelten als die entscheidenden Inhaltsstoffe. Sie können an Estrogenrezeptoren binden und so die Symptome der Wechseljahre beeinflussen. Die Effekte sind jedoch in den verschiedenen Geweben, in denen Estrogenrezeptoren vorkommen, unterschiedlich ausgeprägt. Grund hierfür sind die unterschiedlichen Effekte, die die Stilbenderivate an den verschiedenen Estrogenrezeptortypen auslösen. Nämlich eine aktivierende Wirkung am β-Estrogenrezeptor, wohingegen es am Estrogenrezeptor Typ α zu keiner Aktivierung kommt. Um dies zu beschreiben wird Begriff Phyto-SERM verwendet. In einzelnen kleineren klinischen Studien konnte für spezielle Rhabarberwurzelextrakte mit Blick auf die Anzahl und Intensität von Hitzewallungen eine ähnlich gute Wirksamkeit wie bei niedrig dosierten Hormontherapien beobachtet werden.

Die Tabletten sind nüchtern einzunehmen, das heißt eine halbe Stunde vor oder mindestens anderthalb bis zwei Stunden nach der Mahlzeit. So enthält zum Beispiel das Produkt Femiloges® ein Trockenextrakt aus der Rhapontik-Rhabarberwurzel.

10.2.3 Hopfen

Der Hopfen (*Humulus lupulus*) stammt ursprünglich aus Osteuropa, ist aber zwischenzeitlich in ganz Europa beheimatet. Er enthält unter anderem Humolon, eine α-Bittersäure, und Lupolon, einen β-Bitterstoff. Bei beiden Bitterstoffen handelt es sich um Phloroglucinolderivate, weitere Inhaltsstoffe sind ätherisches Öl und Flavonoide. Eines der enthaltenen Flavonoide, das Derivat 8-Prenylnaringenin, gilt als vergleichsweise potentes Phytoestrogen, sodass neben der sedierenden Komponente über eine Reihe weiterer Wirkungen diskutiert wird.

Die sedierende Wirkung von Hopfenblüten ist seit langem bekannt, allerdings konnte kein wirksamkeitsbestimmender Stoff isoliert werden. Es wird vermutet, dass möglicherweise Metabolite von Humolon und Lupolon an der Wirkung beteiligt sind. Allerdings ist die Wirksamkeit bei Schlafstörungen sowie zur Beruhigung nur schwach ausgeprägt. Inwieweit die Einnahme von Hopfen zu einer Linderung von Wechseljahresbeschwerden beitragen kann, ist noch nicht abschließend geklärt. Es gibt erste Anhaltspunkte aus zwei kleineren Studien für eine Wirksamkeit von Hopfenextrakten. In einer konnte nach sechs Wochen, in der zweiten nach 16 Wochen eine signifikante Verbesserung von klimakterischen Beschwerden im Vergleich zu Placebo nachgewiesen werden. Allerdings waren die untersuchten Patientenkollektive sehr klein, sodass anhand dieser Untersuchungen keine abschließende Bewertung möglich ist.

Hopfenextrakte können somit für Frauen mit leichten Wechseljahresbeschwerden, die gleichzeitig über begleitend auftretende Schlafstörungen und innere Unruhe berichten, eine pflanzliche Therapiemöglichkeit sein. Er wird hauptsächlich zur Behandlung von Einschlafstörungen (▶ Kap. 8.2.2) sowie zur Beruhigung bei nervöser Unruhe eingesetzt und ist vor allem in Kombination mit weiteren Pflanzenextrakten erhältlich, zum Beispiel in Allunapret® (mit Baldrian) und Baldriparan® Zur Beruhigung (mit Baldrian und Melisse).

10.2.4 Granatapfel

Der Granatapfel ist die orange-rote Frucht von *Punica granatum*, einem Gehölz das unter anderem im Mittelmeerraum als Strauch oder kleinwüchsiger Baum angebaut wird. Pharmazeutisch besonders interessant sind die Samen, genauer das Öl, welches aus diesen gewonnen wird.

Über eine möglicherweise lindernde Wirkung von Granatapfelsamenöl bei klimakterischen Beschwerden wie Hitzewallungen und Schlafstörungen wird diskutiert. Ob das Granatapfelsamenöl möglicherweise Phytoestrogene enthält ist ebenso umstritten wie dessen Wirksamkeit gegen Hitzewallungen und andere Beschwerden des menopausalen Übergangs. Eine kleine Studie aus dem Jahr 2012 mit einem Einnahmezeitraum von zwölf Wochen konnte keine signifikante Verbesserung der Hitzewallungen im Vergleich mit Placebo nachweisen. Allerdings sind weitere Untersuchungen notwendig um die Wirksamkeit von Grantapfelsamenöl abschließend bewerten zu können. Eine lokale Anwendung von Granatapfelsamenöl soll helfen, die Beschwerden der vaginalen Atrophie zu lindern.

10.3 Yamswurzel

Die in Nordamerika beheimatete *Dioscorea villosa*, eine Pflanze aus der Gattung der Yams, ist eine Kletterpflanze mit herzförmigen Blättern. Ihre Wurzel enthält das Saponin Diosgenin. Dieses hat eine strukturelle Ähnlichkeit zu Progesteron und wird zur industriellen Herstellung von Progesteron benötigt. Diosgenin wird mit positiven Effekten auf den weiblichen Hormonhaushalt in Verbindung gebracht. So soll die Yamswurzel Wechseljahresbeschwerden wie Brustspannen und Wassereinlagerungen, aber auch die psychische Beschwerden des Klimakteriums wie Ruhelosigkeit und Erschöpfung reduzieren.

Die Umwandlung Diosgenin zu Progesteron ist jedoch im menschlichen Körper nicht möglich. Darüber hinaus zeigen Laboruntersuchungen keine erhöhte Affinität von Diosgenin zu Estrogen- oder Progesteronrezeptoren, dies bedeutet das Diosgenin zumindest unter Laborbedingungen nicht an die Rezeptoren der weiblichen Sexualhormone bindet.

Zur Wirksamkeit der Yamswurzel bei klimakterischen Beschwerden sind kaum Daten vorhanden. Eine kleinere Studie zeigte keine statistisch signifikante Überlegenheit im Vergleich zu Placebo, gleichzeitig wurden keine nennenswerten Nebenwirkungen beobachtet. Somit gibt es derzeit für die postulierten Effekte der Yamswurzel keine wissenschaftliche Bestätigung. Die Anwendung erfolgt lokal als Creme oder Tinktur, alternativ auch in Form von Kapseln. Allerdings ist in Deutschland kein Arzneimittel mit dem Inhaltsstoff *Dioscorea villosa* zugelassen.

10.4 Mönchspfeffer

Der Mönchspfeffer (○ Abb. 10.2) ist eine Heilpflanze mit einer langen Tradition. Er wird umgangssprachlich auch als Keuschlamm bezeichnet. Ursprünglich war der Strauch mit

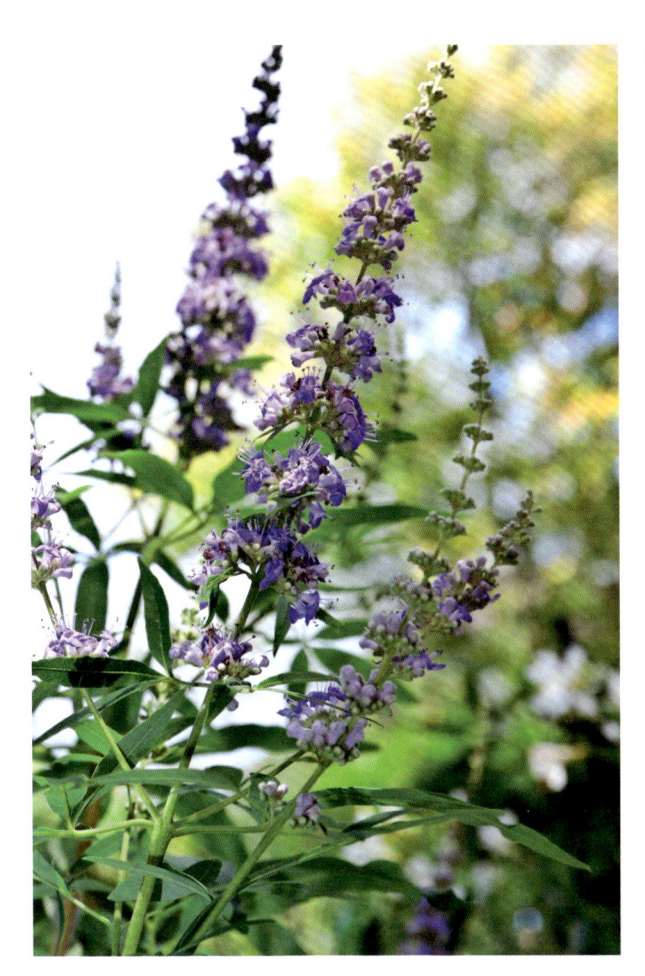

Abb. 10.2 Mönchspfeffer | *Vitex agnus-castus*

den handförmigen, spitzzulaufenden Blättern im Mittelmeerraum und Südwestasien verbreitet. Im Mittelalter wurde der Mönchspfeffer als Anaphrodisiakum verwendet. Mönche nutzten das Kraut als Unterstützung um ein enthaltsames Leben zu führen.

Heute wird der Mönchspfeffer bei verschiedenen hormonell-bedingten Beschwerden angewendet. Vor allem spannende und schmerzende Brüste sowie weiteren Beschwerden des Prämenstruellen Syndroms sind typische Anwendungsgebiete für Phytopharmaka, die Mönchspfeffer enthalten. Daneben werden die Pflanzenextrakte auch bei Zyklusunregelmäßigkeiten, vor allem Oligomenorhö, angewendet.

Auch in der Perimenopause kann ein Therapieversuch mit Mönchspfeffer unternommen werden. In dieser Zeit leiden Frauen besonders häufig unter Brustspannen und unregelmäßigen Zyklen. Insbesondere der frühzeitige Abfall des Progesteronspiegels infolge der Gelbkörperunterfunktion wird mit diesen Beschwerden in Verbindung gebracht.

Es ist bekannt, dass Inhaltsstoffe des Mönchspfeffers an Dopamin-D_2-Rezeptoren binden und so dopaminerge Effekte auslösen. Sie beeinflussen auf diese Weise auch die Ausschüttung von Prolaktin, da Dopamin gleichzeitig zu anderen Funktionen im Körper als Prolaktion-Release-Inhibiting-Hormon fungiert. Indirekt wirkt die verminderte Prolaktinausschüttung dem Überschuss an Estrogenen im Verhältnis zum Progesteron entgegen. Dies erklärt die Wirksamkeit bei Mastodynie, Oligomenorrhö und PMS. Gleichzeitig wird vermutet, dass auch die Linderung von Wechseljahresbeschwerden in Zusammenhang mit der dopaminergen Wirkung von Mönchspfefferextrakten steht.

Die Wirksamkeit von Mönchspfefferextrakten beim Prämenstuellen Syndrom und bei Mastodynie sind vergleichsweise gut belegt. Einige kleine Studien zeigen die Überlegenheit von Mönchspfefferextrakten gegenüber Placebo.

Die Anwendung in der Perimenopause ist weniger gut untersucht, sodass anhand wissenschaftlicher Daten keine Aussage zur Wirksamkeit gemacht werden kann. Inwieweit die guten Ergebnisse bei der Behandlung des PMS sowie bei Mastodynie auf die Perimenopause übertragen werden können, ist fraglich. Die Anwendung von Mönchspfefferextrakten in der Perimenopause erfolgt derzeit vor allem aufgrund positiver Erfahrungswerte.

In der Regel werden Tagesdosen von 4 mg Trockenextrakt eingenommen. Der Wirkbeginn kann nach etwa drei bis vier Wochen erwartet werden, bis zur Entfaltung seiner Maximalwirkung können zwei bis drei Monate vergehen. In der Regel werden die Präparate gut vertragen, wie bei allen pflanzlichen Medikamenten kann es jedoch zu allergischen Reaktionen kommen.

10.5 Salbei

Der Salbei ist eine Pflanze die fast auf der ganzen Welt verbreitet ist. Typisch sind seine blauen bis violetten Blütenständen. Aufgrund seines aromatischen Geruchs wird der Salbei auch als Gewürzpflanze verwendet. Medizinisch genutzt wird vor allem die Art *Salvia officinalis*, diese kommt in der Medizin auf vielfältige Weise zur Anwendung. Seine antiphlogistische Wirkung ist seit langen bekannt und wird häufig bei der Anwendung als Mund- und Rachentherapeutikum genutzt. Darüber hinaus kann Salbei helfen starkes Schwitzen zu lindern und auf diese Weise Betroffenen den Umgang mit den belastenden Hitzewallungen und Schweißausbrüchen erleichtern.

Neben dem ätherischen Öl, das unter anderem Linalool und Cineol enthält, gehören Gerb- und Bitterstoffe zu den wichtigen Inhaltsstoffen des Salbeis. Auch verschiedene Flavonoide sind als Pflanzeninhaltsstoffe zu nennen. Salbei wird besonders gerne in Form eines Teeaufgusses angewendet. Dabei ist darauf zu achten, dass der Tee nicht zu heiß getrunken wird. Zu heiß getrunken kann er, wie alle Heißgetränke, zum Auslöser einer Hitzewallung werden. Positiver Nebeneffekt – zwei bis drei Tassen Salbeitee am Tag sorgen für eine zusätzliche Zufuhr an Flüssigkeit. Alternativ werden gegen übermäßiges Schwitzen auch Tabletten mit Salbeiblättern als wirksamer Bestandteil angeboten.

10.6 Johanniskraut

Das Johanniskraut ist eine sehr spannende Heilpflanze. Ihre vielfältigen Inhaltsstoffe und Wirkungen wurden intensiv erforscht. Dennoch ist es nicht gelungen, die wirksamkeitsbestimmenden Inhaltsstoffe zu identifizieren und die Details zu Wirkweise des Extrakts aufzuklären. Das Johanniskraut ist eine gelb-blühende, krautige Pflanze. Auffällig ist die Zeichnung ihrer Blätter – werden diese ins Gegenlicht gehalten, zeigen sich viele kleine

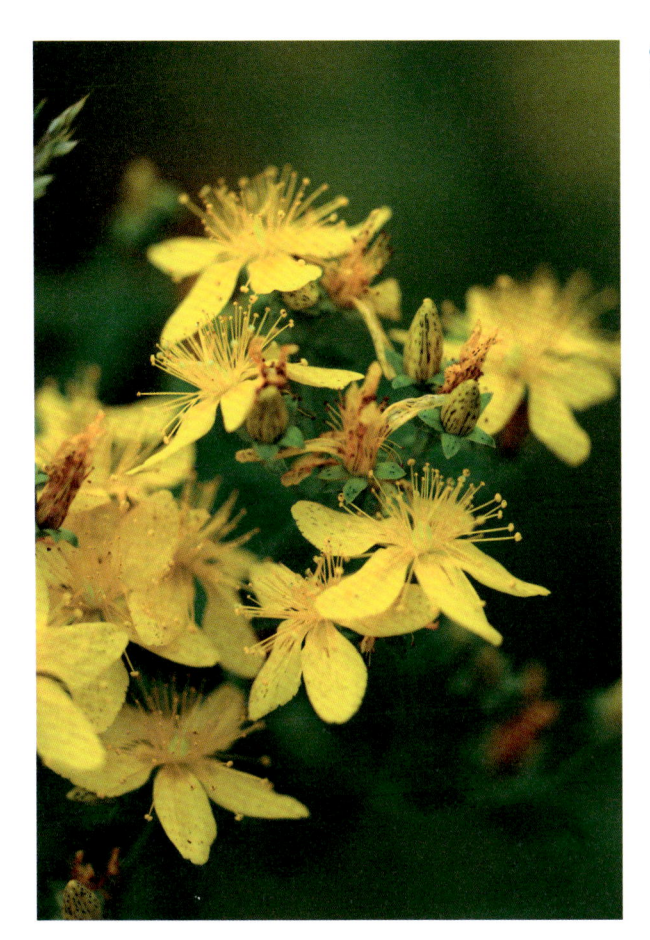

Abb. 10.3 Johanniskraut | *Hypericum perforatum*

Pünktchen. Diese sind namensgeben für die lateinische Pflanzenbezeichnung *Hypericum perforatum*. Sein Extrakt wirkt stimmungsaufhellend und antriebssteigernd, weshalb leichte bis mittelschwere Depressionen das wichtigste Anwendungsgebiet von Johanniskrautextrakten sind.

Auch in den Wechseljahren sind Johanniskrautextrakte ein interessanter Ansatzpunkt. Insbesondere bei depressiven Verstimmungen sowie anderen psychischen Beschwerden wie nervöser Unruhe und Angst sind Johanniskrautpräparate eine pflanzliche Therapieoption.

10.6.1 Inhaltsstoffe

Das Johanniskraut (o Abb. 10.3) enthält mehrere unterschiedliche, interessante Pflanzeninhaltsstoffe. Zum einen die Naphtodianthrone Hypericin und Pseudohypericin. Sie sind wichtiger Bestandteil des roten Öls, welches beim Zerquetschen der gelben Blüten austritt. Zum anderen sind mit Hyperforin und Adhyperforin zwei Phloroglucinderivate als weitere wichtige Inhaltsstoffe bekannt. Daneben enthält das Johanniskraut auch Flavonoide wie zum Beispiel Hyperosid, Quercitrin, Isoquercitrin und Rutin, Gerbstoffe und ätherisches Öl. Pharmazeutisch genutzt wird das Kraut, *Herba hyperici*. Das Arzneibuch fordert einen Mindestgehalt der Droge an Gesamthypericin von 0,08 %. In Fertigarzneimitteln werden zwar standardisierte Extrakte verwendet, dennoch ist ein direkter Vergleich zwischen den Produkten unterschiedlicher Hersteller schwierig. Grund hierfür ist die Standardisierung auf eine Leitsubstanz, die möglicherweise keinen Einfluss auf die Wirksamkeit hat, und somit in Bezug auf die Wirksamkeit wenig Aussagekraft hat. Deshalb ist es sinnvoll Präparate zu empfehlen, deren Wirksamkeit durch geeignete Studien mit diesem Präparat belegt ist.

10.6.2 Vielfältige Wirkungen

Grundsätzlich gilt die antidepressive Wirkung des Johanniskrauts als bekannt und belegt. Insbesondere ein Cochrane Review aus dem Jahr 2008 untermauerte diese Aussage in Bezug auf zugelassene wässrig-alkoholische Johanniskrautextrakte. In den Leitlinien wird eine Anwendung bei leichten bis mittelschweren Depressionen empfohlen. Besonders bei Patienten, die einem pflanzlichen Arzneimittel aufgeschlossener gegenüberstehen als einem chemisch-synthetischen, kann Johanniskraut als erster Therapieversuche eingesetzt werden.

Trotz intensiver Forschungen konnte der Wirkmechanismus nicht vollständig geklärt werden. Allerdings gibt es Hinweise auf eine Hemmung der beiden Enzyme MAO-A und COMT. Beide sind am Abbau von Noradrenalin, das Enzym MAO-A auch am Serotonin-Abbau beteiligt. Die Untersuchungen haben auch gezeigt, dass das Gesamtextrakt als Vielstoffgemisch am wirksamsten ist. Die Effekte isolierter Einzelsubstanzen des Johanniskrauts waren schwächer ausgeprägt, sodass von einem komplexen Zusammenspiel mehrerer Inhaltsstoffe ausgegangen werden muss.

Neben dem bekannten Einsatzgebiet als Antidepressivum konnten für Johanniskrautextrakte auch antivirale, antibakterielle und entzündungshemmende Eigenschaften beobachtet werden. Entzündungshemmend wirken vor allem die enthaltenen Flavonoide, die antivirale Wirkung wird dem Hypericinen zugeschrieben und die antibakterielle Wirkung wird mit Hyperforin in Verbindung gebracht. Daraus ergeben sich die traditionellen Anwendungsgebiete wie Magen-Darm-Beschwerden und die äußerlich Anwendung bei stumpfen Traumen. An weiteren innovativen Einsatzmöglichkeiten für Johanniskrautextrakte wird geforscht.

10.6.3 Wechselwirkungen

Das Johanniskraut (o Abb. 10.3) gehört zu den Arzneimittel für die eine umfassende Beratung notwendig ist. Einer der Gründe hierfür sind die zahlreichen Wechselwirkungen mit anderen Arzneistoffen, dies gilt insbesondere für hochdosierte Präparate mit Tagesdosen über 600 mg Johanniskrautextrakt. Diese Arzneimittelinteraktionen werden vor allem durch eine Induktion von CYP-Enzymen, insbesondere CYP3A4 verursacht. CYP-Enzyme kommen vor allem in der Leber in großen Mengen vor; viele Arzneistoffe werden über diese Enzyme verstoffwechselt. Zu den Arzneistoffen auf deren Plasmaspiegel Johanniskrautextrakte Einfluss nehmen können, gehören unter anderem das Immunsuppressivum Ciclosporin, Indinavir und andere Proteaseinhibitoren zur HIV-Therapie, Digoxin, Gerinnungshemmer vom Cumarintyp sowie einige Thyrosinkinasehemmer. Aber auch orale Kontrazeptiva sind davon betroffen, sodass es zu Zwischenblutungen kommen kann und ungewollte Schwangerschaften nicht ausgeschlossen werden können. Entsprechend kann auch die Wirksamkeit einer menopausalen Hormontherapie durch hochdosierte Johanniskraut-Präparate negativ beeinträchtigt werden.

Daneben gibt es einen weiteren bedeutenden Mechanismus der zu Wechselwirkungen führen kann. Da Johanniskraut das Serotonin-Gleichgewicht im zentralen Nervensystem beeinflusst, sollten johanniskrauthaltige Präparate nicht mit anderen Antidepressiva, die ebenfalls am serotonergen System angreifen, kombiniert werden. Denn eine solche Kombination von Arzneimitteln erhöht die Wahrscheinlichkeit für ein Serotonin-Syndrom. Dies ist eine Reaktion des Körpers auf eine übermäßig erhöhte Menge an Serotonin.

Aufgrund der großen Anzahl an Wechselwirkungen, die in Zusammenhang mit Johanniskraut auftreten können, ist es sinnvoll bei Kunden, die weitere Arzneimittel einnehmen, einen Interaktionscheck durchzuführen oder einen Blick in die Fachinformation zu werfen.

10.6.4 Phototoxizität

Dass die Inhaltsstoffe des Johanniskrauts phototoxische Reaktionen hervorrufen können ist seit langem bekannt. Erstmals beobachtet wurde dieses Phänomen bei Weidetieren, die Johanniskraut als Futter gefressen hatten. Inwiefern es beim einzelnen Anwender unter therapeutischen Dosierungen zu phototoxischen Reaktionen, die ein sonnenbrandähnliches Erythem auslösen, kommt, lässt sich schwer vorhersagen. Deshalb sollten insbesondere hellhäutige Personen das direkte Sonnenlicht meiden und auf einen ausreichenden Sonnenschutz achten.

10.6.5 Verzögerter Wirkeintritt

Entsprechend zu Antidepressiva, die eine definierte Einzelsubstanz enthalten, setzt auch die Wirkung von Johanniskrautextrakten erst verzögert ein. Die maximale antidepressive Wirkung ist nach zwei bis vier Wochen zu erwarten. Johanniskrautextrakte sind unter anderem in Laif® und Felis® enthalten. Darüber hinaus ist eine Kombination aus Extrakten der Traubensilberkerze und des Johanniskrauts auf dem Markt (▶ Kap. 10.1.3).

10.7 Vitamin E

Darüber hinaus wird über positive Effekte von Vitamin E auf die Beschwerden der Wechseljahre diskutiert. Vitamin E gehört zu den fettlöslichen Vitaminen und ist vor allem für seine antioxidative Wirkung bekannt. Diese wird mit einer Reihe von positiven Effekten in Verbindung gebracht, dazu zählen eine gesteigerte Libido, die Steigerung der Leistungsfähigkeit sowie die Verhinderung von Arteriosklerose. Nachgewiesen sind diese Effekte bisher allerdings nicht.

Mit Blick auf die Hitzewallungen gibt es die Hypothese, dass Vitamin E auf endogene Opioide einwirkt und so indirekt auch Einfluss auf die Entstehung der „fliegenden Hitze" nimmt. Die Untersuchungen, die zur Wirksamkeit von Vitamin E bei Hitzewallungen vorliegen, zeigen eine leichte Überlegenheit im Vergleich zu Placebo. Allerdings werden die Unterschiede häufig nicht signifikant, sodass sich daraus lediglich Hinweise auf einen möglichen positiven Effekt ergeben. Ein Nachweis der Wirksamkeit von Vitamin E bei Hitzewallungen und anderen Beschwerden der Wechseljahre konnte bis jetzt nicht erbracht werden. Dennoch kann aufgrund der guten Verträglichkeit bei leichten Beschwerden ein Therapieversuch mit Vitamin E unternommen werden.

10.8 Tabelle mit Produktbeispielen

Tab. 10.1 Pflanzliche Präparate

Handels-name	Wirkstoff(e)	Dosierung	Kontraindikation	Wissenswertes
Remifemin®	2,5 mg Trockenextrakt aus Cimicifugawurzelstock	2-mal täglich 1 Tablette	Vorsicht bei: Lebererkrankungen, Mammakarzinomen o. a. hormonabhängigen Tumoren	Auszugsmittel: Isopropanol 40 % (V/V)
Klimadynon®	2,8 mg Trockenextrakt aus Cimicifugawurzelstock	2-mal täglich 1 Tablette	Vorsicht bei: Lebererkrankungen	Auszugsmittel: Ethanol 58 % (V/V)
Remifemin® plus	0,25 mg Johanniskraut-Trockenextrakt, 1 mg Cimicifugawurzelstock-Extrakt	2-mal täglich 1 Tablette, bei Bedarf 2-mal täglich 2 Tabletten	Bekannte phototoxische Reaktion auf Johanniskrautextrakte, Vorsicht bei: Lebererkrankungen, hormonabhängigen Tumoren	Cave: Wechselwirkungen unbedingt beachten!
Femiloges®	4 mg Trockenextrakt aus Rhapontik-Rhabarberwurzel	1-mal täglich 1 Tablette, nüchtern einnehmen	Ungeklärte genitale Blutungen, estrogenabhängige Tumore	–
Agnucaston®	3,2–4,8 mg Trockenextrakt aus Früchten des Mönchspfeffers	1-mal täglich 1 Tablette	Mammakarzinom, Hypophysentumore	–
Delima®	Granatapfelsamenöl	2-mal täglich 1 Tablette	–	Diätetisches Lebensmittel
Sérélys®	Patentierte Pflanzenpollenaufbereitung und Vitamin E	2-mal täglich 1 Tablette	–	Nahrungsergänzungsmittel

11 Homöopathie und weitere komplementärmedizinische Ansätze

Bei Patienten und Patientinnen erfreuen sich die Homöopathie und andere komplementärmedizinische Ansätze einer großen Beliebtheit.

11.1 Homöopathie

Das Besondere der homöopathischen Lehre ist, dass der Mensch als Ganzes und nicht die Behandlung einzelner Symptome im Zentrum dieses Therapieansatzes steht. Darüber hinaus arbeitet diese auf Samuel Hahnemann zurückgehende Therapierichtung mit dem Prinzip „Ähnliches mit ähnlichem" zu behandeln und somit die Selbstheilungskräfte des Körpers anzustoßen. Eine wichtige Rolle spielt hierbei die Potenzierung der Urtinktur eines Ausgangsstoffs. Ein großer Vorteil der Homöopathie ist die gute Verträglichkeit und ein geringes Nebenwirkungspotenzial.

Ein Wirksamkeitsnachweise im Sinne einer evidenzbasierten Medizin (EbM) ist nicht gegeben. Somit ist die Homöopathie eine Erfahrungsmedizin, deren Grundlage eine jahrzehntelange Tradition sowie positive „Einzelfallberichte" sind. Grundsätzlich ist es schwierig bis unmöglich eine fundierte wissenschaftliche Studie für homöopathische Arzneimittel zu konzipieren. Denn die Homöopathie behandelt den Menschen und nicht einzelne Beschwerden, gleichzeitig ist eine ausführliche Erstanamnese ein wichtiger Bestandteil der homöopathischen Lehre. Diese Behandlungsansätze lassen sich nicht in Form einer klinischen Studie erfassen, die den Anforderungen der EbM entspricht.

Exkurs: Placebo-Effekt

Der Begriff Placebo-Effekt beschreibt, die Tatsache, dass ein gewisser Anteil von Studienteilnehmern in der Placebo-Gruppe einer placebokontrollierten Studie über eine Besserung ihrer Beschwerden berichtet. Sie erfahren somit eine Linderung ohne die Einnahme einer pharmakologisch-wirksamen Substanz. Allein das Wissen ein Arzneimittel eingenommen oder angewendet zu haben, dass ihnen möglicherweise hilft, ist bei diesen Patienten ausreichend um die Beschwerden zu lindern. Möglicherweise führt dieses Wissen dazu, im Körper Veränderungen auszulösen, die eine Linderung beziehungsweise Heilung anstoßen.

Auch bei Studien zur Behandlung von Wechseljahresbeschwerden werden Placebo-Effekte beobachtet. Diese liegen – für eine mindestens 50%ige Reduktion der Hitzewallungen bei einem Behandlungszeitraum von drei bis vier Wochen – im Bereich von etwa 20%.

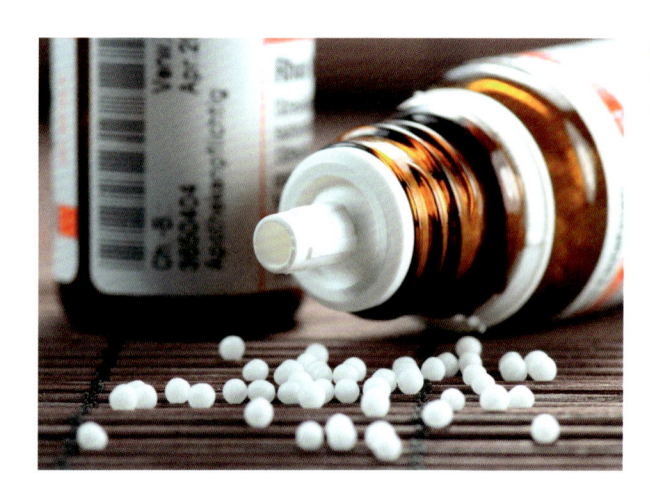

○ Abb. 11.1 Sepia ist u.a. bei Hitzewallungen, Zyklusunregelmäßigkeiten und depressiven Verstimmungen indiziert.

11.1.1 Einzelsubstanzen der Homöopathie

Die klassische Homöopathie arbeitet bevorzugt mit potenzierten Einzelsubstanzen. Allerdings ist es für die Auswahl einer geeigneten Substanz notwendig um die Eigenschaften und Vorzüge der verschiedenen Einzelmittel zu wissen.

Eines der wichtigsten Frauenmittel der Homöopathie ist **Sepia**. Dieses passt sehr gut zu den Beschwerden der Wechseljahre. Denn es ist nach der homöopathischen Lehre bei Hitzewallungen und Zyklusunregelmäßigkeiten geeignet, aber auch bei den psychischen Beschwerden des Klimakteriums. Depressive Verstimmungen, vermehrte Reizbarkeit sowie Schwäche und Erschöpfung gehören zu den Beschwerden, bei denen Sepia angewendet werden kann.

Cimicifuga ist ebenfalls ein bedeutendes Mittel bei Frauenleiden. Es wird gemäß der homöopathischen Lehre vor allem bei Zyklusunregelmäßigkeiten und einer Dysregulation des Hormonhaushalts angewendet. Daneben ist Cimicifuga bei Ruhelosigkeit, ausgeprägten Ängsten und Schlafstörungen ein geeignetes homöopathisches Mittel.

Außerdem bei Wechseljahresbeschwerden eingesetzt wird **Pulsatilla**. Dieses Einzelmittel ist besonders bei Stimmungsschwankungen und Dysmenorrhö geeignet.

Lachesis ist gemäß der homöopathische Lehre das passende Mittel für Frauen mit Hitzewallungen und Schweißausbrüchen, insbesondere wenn diese von Kopfschmerzen begleitet werden und zusätzlich Herzklopfen auftritt.

Auch **Sanguinaria** wird bei Wechseljahresbeschwerden eingesetzt. Vor allem Hitzewallungen mit plötzlichen Gesichtsrötungen, Herzrasen sowie Kopfschmerzen können positiv beeinflusst werden.

Stehen die seelischen Beschwerden im Vordergrund kann **Ignatia** eine homöopathische Therapieoption darstellen. Ignatia wird der nervösen Unruhe mit Stimmungsschwankungen bis hin zu depressiver Symptomatik zugeordnet. Auch Kopfschmerzen sind eine typische Begleiterscheinung bei Patienten, für die Ignatia geeignet ist.

Die Auswahl einer geeigneten Potenz ist von der Ausprägung der Beschwerden abhängig. D6 und D12 sind niedrige Potenzen, die sich für die Beratung im Handverkauf anbieten. Bei höheren Potenzen empfiehlt sich die Absprache mit einem Homöopathen.

Für niedrige Potenzen wie D6 und D12 empfiehlt sich bei chronischen Beschwerden die 3-mal tägliche Einnahme von 5 Globuli. Diese kann über mehrere Wochen erfolgen, wobei auf eine 3-wöchige Einnahme eine 1-wöchige Einnahmepause folgt. Im Anschluss an das einnahmefreie Intervall kann die Einnahme erneut aufgenommen werden.

Bei akuten Beschwerden kann die Einnahme von 5 Globuli auch halbstündlich bis stündlich erfolgen, jedoch maximal 6-mal pro Tag.

11.1.2 Komplexarzneimittel der Homöopathie

Ein homöopathisches Komplexarzneimittel setzt sich normalerweise aus drei oder mehr Einzelsubstanzen zusammen. Durch eine geeignete Auswahl der Einzelsubstanzen wird ein Komplexmittel konzipiert, welches auf ein bestimmtes Beschwerdebild ausgerichtet ist. Somit sind diese auf die Behandlung bestimmter Beschwerden ausgerichtet. Im Vergleich zur klassischen Homöopathie nach Samuel Hahnemann, die ausschließlich mit Einzelsubstanzen arbeitet, steht mehr das einzelne Symptom und weniger der Mensch als Ganzes im Mittelpunkt der Behandlung.

Zu den homöopathischen Komplexarzneimitteln, die in den Wechseljahren eingesetzt werden, gehören unter anderem Klimaktoplant® und Klimakt-Heel®.

Klimaktopant® wird gemäß den homöopathischen Arzneimittelbildern bei Wechseljahresbeschwerden wie Hitzewallungen, Schweißausbrüchen, Herzklopfen, innerer Unruhe und Schlafstörungen eingesetzt. Es setzt sich auch vier verschiedenen Einzelsubstanzen zusammen und enthält Cimicifuga, Sepia, Ignatia und Sanguinaria. Die Dosierungsempfehlung des Herstellers lautet 3-mal täglich eine Tablette im Mund zergehen lassen.

Klimakt-Heel® T hat ein vergleichbares Anwendungsgebiet und enthält homöopathisch aufgearbeitete Substanzen aus Ignatia, Lachesis, Sanguinaria und Sepia. Auch hier ist als Dosierungsempfehlung die 3-mal tägliche Einnahme einer Tablette angegeben. Wie andere homöopathische Zubereitung auch wird die Tablette, damit sie sich langsam im Mundraum auflöst, unter die Zunge gelegt.

11.2 Anthroposophie

Von der Homöopathie abzugrenzen ist die anthroposophische Medizin. Diese besondere Therapierichtung geht auf Rudolf Steiner und Ita Wegman zurück. Ihr medizinischer Ansatz umfasst viele verschiedene Facetten und hat im Wesentlichen das Gesundwerden und Gesundbleiben zum Ziel, weniger die Behandlung einzelner Krankheiten und Beschwerden. Dabei wird versucht die vier Wesensglieder des Menschen, den physischen Leib, den Ätherleib, den Astralleib und das Ich, in Einklang zu bringen.

11.2.1 Arzneimittel aus der Anthroposophie

Auch aus dem Bereich der Anthroposophie gibt es Produkte, die speziell zur Behandlung von Wechseljahresbeschwerden, insbesondere Hitzewallungen und Schweißausbrüchen, zusammengestellt wurden. So zum Beispiel **Sambucus comp.***, **Globuli velati** von Wala; diese enthalten eine Kombination aus Holunder (*Sambucus nigra*) und Lärchenharz (*Terebinthina laricina*). Gemäß der anthroposophischen Menschen- und Naturerkenntnis wirken diese ausgleichend auf die Wärme- und Flüssigkeitsorganisation des Körpers ein, wodurch Hitzewallungen und übermäßige Schweißproduktion sowie nächtliches Schwitzen abgeschwächt werden. Es wird empfohlen 1- bis 3-mal täglich 5–10 Globuli velati in den Mund zu nehmen und langsam zergehen zu lassen. In akuten Situationen ist die Anwendung auch im Abstand von zwei Stunden möglich.

11.2.2 Für die Vaginalschleimhaut

Auch für die lokale Anwendung bei Trockenheit und Juckreiz im Intimbereich gibt es homöopathische beziehungsweise anthroposophische Zubereitungen. So eignet sich beispielsweise das **Majorana® Vaginalgel** von Wala zur Behandlung von Juckreiz sowie leichten Entzündungen der Vaginalschleimhaut. Dieses enthält unter anderem Inhaltsstoffe, die aus Majoran und Ringelblume gewonnen werden. Während der Majoran wärmend wirkt, unterstützen die Inhaltsstoffe der Ringelblume die Wundheilung. Darüber hinaus werden bei der Herstellung des Vaginalgels weitere pflanzliche Inhaltsstoffe verarbeitet. Zusätzlich ist Milchsäure enthalten, um den natürlichen pH-Wert der Scheide zu stabilisieren.

Die Anwendung erfolgt bei bestehender Symptomatik 1- bis 2-mal täglich, zur Pflege ist die Anwendung 2- bis 3-mal pro Woche ausreichend. Eine Besonderheit dieses Vaginalgels ist das ausgeprägte Wärmegefühl, welches sich bei den ersten Anwendungen bemerkbar machen kann.

12 Lebensstil/Ernährung/Sport

Es gibt viele gute Gründe liebgewonnene Gewohnheiten in den Wechseljahren zu überdenken, denn gerade der persönliche Lebensstil nimmt großen Einfluss auf Wohlbefinden und Lebensqualität.

Hinweise darauf wie groß der Einfluss von Lebensgewohnheiten auf das klimakterische Beschwerdebild ist, ergeben sich aus der Beobachtung, dass die Wechseljahre in unterschiedlichen Kulturkreisen sehr unterschiedlich erlebt werden (▸ Kap. 1.10.4). Bei der Bewertung dieser Erkenntnisse muss allerdings beachtet werden, dass in diesem Zusammenhang viele verschiedene Faktoren zusammenwirken. Dazu gehören neben der Ernährung, auch das Frauenbild einer Gesellschaft (hier vor allem jenes der alternden Frau) sowie die Umweltbedingungen. Genetische Einflussgrößen scheinen nur eine untergeordnete Rolle zu spielen, da sich das Erleben der Wechseljahre bei Migrantinnen der zweiten Generation an die Erfahrungen der einheimischen, weiblichen Bevölkerung angleicht.

So können eine gesunde Ernährung, Sport und Bewegung sowie Phasen der Ruhe und Entspannung dazu beitragen die Wechseljahre gut zu bewältigen.Deshalb gibt es – unter anderem herausgegeben von der American Cancer Society – Empfehlung zur Gestaltung des Lebensstils. Deren Umsetzung trägt unterstützend zur Linderung klimakterischer Beschwerden bei. Ein wichtiger Bestandteil dieser Richtlinien ist die Vermeidung von Übergewicht, da Adipositas mit dem vermehrten Auftreten von Hitzewallungen und Schweißausbrüchen assoziiert ist. Gleichzeitig sind Frauen nach der Menopause für eine Gewichtzunahme anfälliger, da in, beziehungsweise nach den Wechseljahren, der Energiebedarf des Körpers sinkt (▸ Kap. 4.6.1). Sofern der Energiebedarf und/oder die Kalorienzufuhr nicht angepasst werden, kommt es unweigerlich zu einer Gewichtszunahme.

Eine leichte Gewichtszunahme im Alter ist durchaus akzeptabel. Gleichzeitig sind Übergewicht und Adipositas wichtige Risikofaktoren im Hinblick auf Herz-Kreislauf-Erkrankungen und Diabetes mellitus und somit zu vermeiden. Deshalb ist es gerade im Klimakterium wichtig durch sportliche Aktivitäten den Muskelaufbau zu fördern und damit auch den Grundumsatz zu erhöhen. Zusätzlich schützt eine starke Muskulatur vor Gelenkbeschwerden. Auch auf die Knochenstruktur wirkt sich Sport und Bewegung positiv aus. Darüber hinaus kann durch eine angepasste Ernährung die Kalorienzufuhr reduziert werden. Um dennoch ausreichend Vitamine und Spurenelemente aufzunehmen, ist es notwendig auf eine ausgewogene Ernährung zu achten.

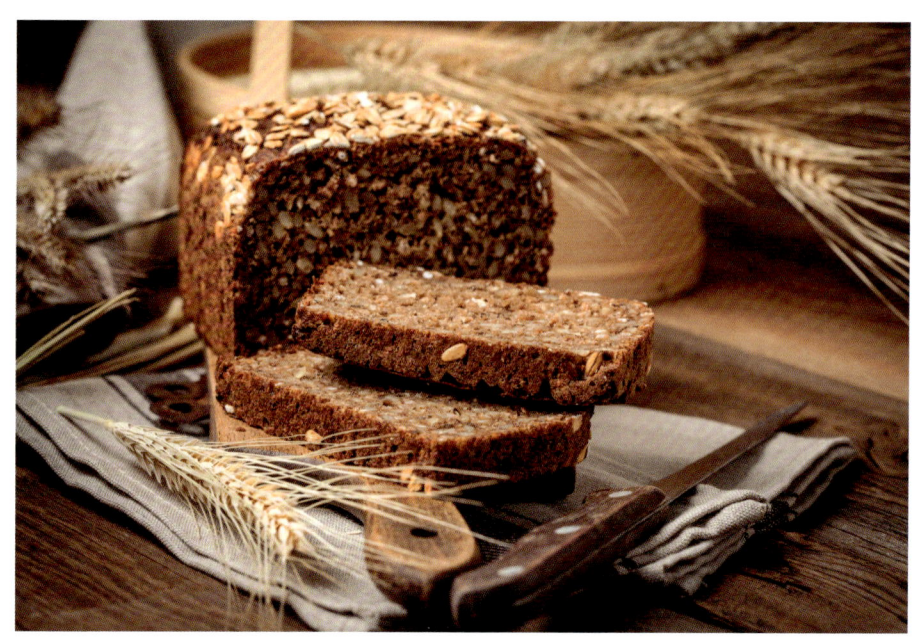

○ **Abb. 12.1** Vollkornprodukte sind reich an Vitaminen und Mineralstoffen.

12.1 Ernährung

Eine gesunde Ernährung in den Wechseljahren und nach der Menopause fördert die Gesundheit und dient der Prävention verschiedener Alterserkrankungen. Sie ist einer der Faktoren, die ein aktives Leben bis ins hohe Lebensalter ermöglichen. Grundsätzlich gelten in den Wechseljahren ähnliche Empfehlungen zur gesunden Ernährung wie in anderen Lebensabschnitten auch.

12.1.1 Viel Trinken

Ein wichtiger Bestandteil einer gesunden Ernährung ist dabei die ausreichende Zufuhr von Flüssigkeit. Etwa zwei Liter soll der Mensch am Tag trinken. Besonders empfehlenswert sind Mineralwasser und ungesüßte Kräuter- und Früchtetees oder auch Saftschorle. Vorsicht ist dagegen beim Genuss anregender Getränke wie Kaffee oder Schwarztee geboten, denn sie können Hitzewallungen auslösen. Zurückhaltung ist auch beim Konsum alkoholischer Getränke sinnvoll (▶ Kap. 12.1.10).

12.1.2 Fünf Portionen Obst und Gemüse pro Tag

Empfehlenswert ist außerdem der Genuss von Obst und Gemüse, denn sie enthalten wichtige Vitamine und Spurenelemente.

12.1.3 Vollkornprodukte bevorzugen

Bei der Auswahl von Lebensmitteln sind Vollkornprodukte zu bevorzugen. Denn im Gegensatz zu Nahrungsmitteln auf Basis von Weißmehl werden Vollkornprodukte aus dem ganzen Korn gewonnen. Sie enthalten somit auch die äußeren Schichten der Korns. Diese sind besonders reich an Vitamin B und Vitamin E. Eisen, Magnesium, Zink und

Tab. 12.1 Calciumgehalt ausgewählter Lebensmittel. Deutsche Gesellschaft für Ernährung

Portionsgröße	Lebensmittel	Calciumgehalt in mg	
		pro Portion	bezogen auf 100 g Lebensmittel
1 Scheibe (30 g)	Emmentaler Käse (45 % Fett i. Tr.)	412	1372
200 g	Grünkohl (gegart)	358	179
3 Esslöffel (30 g)	Parmesan (40 % Fett i. Tr.)	353	1176
250 g	Fettarme Milch (1,5 % Fett)	295	118
1 Scheibe (30 g)	Gouda (45 % Fett i. Tr.)	287	958
200 g	Spinat (gegart)	280	140
Große Schale (70 g)	Rucola	112	160
200 g	Buttermilch	218	109
150 g	Joghurt (1,5 % Fett)	171	114
200 g	Brokkoli (gekocht)	174	87
30 g	Haselnüsse	45	149
8 Stück (ca. 30 g)	Paranüsse	52	161

Selen sind ebenfalls vermehrt in Vollkornprodukten enthalten. Darüber hinaus sind Vollkornprodukte reich an Ballaststoffen und sorgen für eine langanhaltende Sättigung. Gleichzeitig finden sich in Vollkornprodukten weitere gesundheitsfördernde Inhaltsstoffe aus der Gruppe der sekundären Pflanzeninhaltsstoffe.

12.1.4 Ausgewählte Fette und Öle verwenden

Um die Kalorienzufuhr zu begrenzen, ist der Verzehr von Fetten und Ölen einzuschränken, da Lipide besonders kalorienreiche Nahrungsmittel sind. Zusätzlich spielt die richtige Auswahl eine wichtige Rolle. So sind bevorzugt Öle, die reich an Omega-3-Fettsäuren sind, zu verwenden. Dazu gehören beispielsweise Lein- und Walnussöl. Reich an mehrfach ungesättigten Fettsäuren sind auch bestimmte Fischarten. Tierische Fette enthalten kaum mehrfach ungesättigte Fettsäuren; ihr Genuss ist aus Sicht der Gesundheitsprävention nicht empfehlenswert.

12.1.5 Calcium für die Knochen

Da mit den Wechseljahren das Osteoporoserisiko ansteigt, ist auf eine ausreichende Versorgung des Knochens mit Calcium zu achten. Es wird empfohlen täglich etwa 1000 mg Calcium durch die Nahrung aufzunehmen. Zu den calciumreichen Lebensmitteln gehören neben Milch und Hartkäse auch Nüsse und Hülsenfrüchte. Daneben sollte bei der Auswahl des Mineralwassers auf dessen Calciumgehalt geachtet werden.

12.1.6 Vitamin D

Für einen gesunden Knochenstoffwechsel ebenfalls entscheidend ist Vitamin D, da es die Einlagerung von Calcium in den Knochen fördert. Vitamin D wird bei ausreichender Bestrahlung mit Sonnenlicht in der Haut gebildet. Da mit zunehmendem Alter die Vitamin-D-Produktion in der Haut abnimmt, ist es sinnvoll auf eine vermehrte Aufnahme über die Nahrung zu achten. Gute Vitamin-D-Quellen sind Fischgerichte mit Hering, Lachs und Thunfisch. Auch Eier, Innereien und einige Pilzarten sind vergleichsweise reich an Vitamin D_3. Gegebenenfalls kann es darüber hinaus notwendig sein, zusätzlich Vitamin-D-Supplemente einzunehmen.

12.1.7 Folsäure und Vitamin B_{12}

Eine ausreichende Versorgung mit Folsäure und Vitamin B_{12} ist in den Wechseljahren besonders wichtig. Denn die Gruppe der B-Vitamine stärkt die Nerven, verbessert die Leistungsfähigkeit und das Gedächtnis.

Folgende Lebensmittel sind reich an:

- Folsäure/Vitamin B_9: Blattsalate, Brokkoli, Grünkohl, Spinat, Tomaten, Hülsenfrüchte, Weizenkeime, Hefe, Nüsse, Eier.
- Vitamin B_6: Fleisch, Fisch, Käse, Milch, Vollkornprodukte.
- Vitamin B_{12}: vor allem in tierischen Lebensmitteln wie Fleisch und Fisch sowie – in geringerem Maße – in Milch und Eiern.

12.1.8 Vitamin E

Vitamin E gehört zu den fettlöslichen Vitaminen und gilt als wichtiges Antioxidans. Inwieweit Vitamin E Wechseljahresbeschwerden lindern kann, ist derzeit nicht abschließend geklärt (▶ Kap. 10.7). Reich an Vitamin E sind pflanzliche Öle, insbesondere Weizenkeim-, Distel- und Sonnenblumenöl. In der Regel sind kaltgepresst Öle zu bevorzugen. Auch bei der Zubereitung von Speisen ist ein starkes Erhitzen der Öle zu vermeiden.

12.1.9 Soja

Die Auswirkung von Sojaprodukten auf Wechseljahresbeschwerden wird kontrovers diskutiert (▶ Kap. 10.2.1).

12.1.10 Alkohol, Coffein und Nicotin vermeiden

Da der Konsum von Alkohol, coffeinhaltigen Getränken, scharfen Gewürzen und Nicotin das Auftreten von Hitzewallungen und Schweißausbrüchen begünstigen kann, empfiehlt es sich, auf deren Genuss nach Möglichkeit zu verzichten. Als akzeptabel gilt ein Alkoholkonsum, der sich an der Faustregel „max. 1 drink per day" orientiert.

> **Tipps für Ihre Beratung**
>
> **Ernährung in den Wechseljahren**
>
> - Viel trinken.
> - Fünf Portionen Obst und Gemüse pro Tag.
> - Vollkornprodukte bevorzugen.
> - Calcium und Vitamin D sind wichtig für einen gesunden Knochen.
> - Auf die Versorgung mit Vitamin B_{12} und Folsäure achten.
> - Kaffee, Nicotin und Alkohol meiden.

12.2 Sport und körperliche Aktivität

Regelmäßige Bewegung und Sport können dazu beitragen die Häufigkeit von Hitzewallungen zu reduzieren und tragen somit zu einem beschwerdefreien Übergang in die Postmenopause bei. Vermutlich nimmt die regelmäßige sportliche Aktivität Einfluss auf das Thermoregulationszentrum. In dieser Schaltzentrale entsteht auch die „fliegende Hitze". Die Anpassungen, die durch regelmäßigen Sport angestoßen werden, führen dazu, dass seltener Hitzewallungen ausgelöst werden. Außerdem gelingt es durch regelmäßige sportliche Aktivität Muskelmasse aufzubauen, wodurch sich der Grundumsatz erhöht und Gewichtszunahmen verhindert werden. Gleichzeitig verbessert körperliche Aktivität am Tag den Nachtschlaf und wirkt Insomnien entgegen. Darüber hinaus besteht ein Zusammenhang zwischen Bewegungsmangel und Depressionen. Viele gute Gründe sprechen dafür sportlich aktiv zu werden.

Um langfristig positive Effekte zu erzielen ist es notwendig an mindestens fünf Tagen pro Woche mindestens für 30 Minuten sportlich aktiv zu sein. Sportarten, die auch in dieser Lebensphase betrieben werden können, sind beispielsweise Schwimmen, Wandern und Radfahren. Gerade für Personen, die zuvor keinen regelmäßigen Sport betrieben haben, ist es wichtig langsam ins Training einzusteigen um eine Überlastung des Körpers zu vermeiden.

12.3 Entspannungstechniken

Viele Frauen berichten, dass sie die Wechseljahre als anstrengende und belastende Zeit erleben. Deshalb ist es sinnvoll, dass frau in dieser Zeit besonders auf ihr seelisches Gleichgewicht achtet. Dazu ist es hilfreich regelmäßig Ruhepausen für Körper und Geist in den Alltag zu integrieren. Dabei kann die Art der Pause von Frau zu Frau durchaus unterschiedlich gestaltet sein. Neben den klassischen Entspannungstechniken wie Yoga oder ähnlichem, kann auch die Pflege sozialer Kontakte oder ein gerne betriebenes Hobby einen Ausgleich in den anstrengenden Alltag bringen.

12.4 Kleidung und andere Helfer

Einige einfache Tricks können Frauen, die unter Hitzewallungen und Schweißausbrüchen leiden, im Alltag unterstützen, damit frau schnell und angemessen auf die „fliegende Hitze" reagieren kann.

- Ein besonderes Augenmerk ist auf die Auswahl der Kleidung zu legen. Um zügig auf die unerwarteten Hitzewallungen reagieren zu können, ist es sinnvoll mehrere dünne Lagen übereinander zu tragen. Der sogenannte Zwiebellook bietet den Vorteil, dass es bei Bedarf einfach und schnell möglich ist, die Kleidung an die „fliegende Hitze" anzupassen. Darüber hinaus empfiehlt es sich atmungsaktive Kleidungsstücke zu bevorzugen.
- Kaltes Wasser über die Handgelenke laufen zu lassen, kann helfen Hitzewallungen zu unterdrücken. Diese Maßnahme ist unmittelbar nach Beginn der Wärmewelle durchzuführen.
- Ein besonderes und gleichzeitig hilfreiches Accessoire kann ein Fächer sein, kommt es zu einer Hitzewallung wird das Zufächeln von kühler Luft als angenehm empfunden und kann so zu einer Linderung beitragen.
- Hitzewallungen in der Nacht stören den Schlaf und beeinträchtigen somit das Wohlbefinden besonders stark. Hier kann es hilfreich sein, eine dicke Bettdecke gegen mehrere dünne auszutauschen, sodass variabel auf das aktuelle Temperaturempfinden reagiert werden kann.
- Kommt es in der Nacht öfters zu Schweißausbrüchen, ist es sinnvoll Wäsche zu Wechseln bereit zu legen. So kann erreicht werden, dass der Schlaf nur kurz unterbrochen wird, da nicht lange nach frischer Wäsche gesucht werden muss.
- Möglicherweise können auch regelmäßige Wechselduschen dazu beitragen Hitzewallungen und Schweißausbrüche zu reduzieren.
- Für Frauen, die häufiger von Spannungsgefühlen und Druckschmerzen an der Brust betroffen sind, empfiehlt es sich an diesen Tagen nur bequeme, gut sitzende Büstenhalter zu tragen. Zusätzlich können kalte Umschläge dazu beitragen, die Beschwerden zu lindern.

> **Tipps für Ihre Beratung**
>
> **Die „Fliegende Hitze" und der passende Kleidungsstil**
>
> - Zwiebellook ermöglicht ein unkompliziertes Anpassen an den aktuellen Bedarf.
> - Farbe und Muster von Kleidungsstücken sorgfältig auswählen.
> - Atmungsaktive Textilien bevorzugen.
> - Gegebenenfalls Kleidungsstücke zum Wechseln einpacken.

13 Die hormonellen Veränderungen des Mannes

Während die Menopause bei der Frau unumstritten einschneidende Veränderungen mit sich bringt, sind die hormonellen Veränderungen des Mannes im höheren Lebensalter weniger drastisch. Dennoch gibt es einige Analogien, auf die es sich lohnt den Blick zu richten.

Mit zunehmendem Alter lässt die Testosteronproduktion langsam nach. So ist ab dem 40. Lebensjahr eine Abnahme des freien Testosterons im Blutserum um etwa 0,2 bis 2 % pro Jahr zu beobachten (o Abb. 13.1). Verursacht wird die langsame, aber stetige Abnahme der Testosteronspiegel durch eine verminderte Ausschüttung von GnRH. GnRH ist ein Hormon des Hypothalamus, das die Ausschüttung von Testosteron stimuliert. Gleichzeitig nimmt auch die Testosteronproduktion im Hoden kontinuierlich ab. Die Bestimmung der Serumkonzentrationen, der ebenfalls an der Regulation der Sexualhormone (▶ Kap. 2.1) beteiligten Hormone der Hypophyse LH und FSH, kann unterschiedlich ausfallen; typischerweise liegen sie im Normbereich.

Diese natürliche Entwicklung wird auch als partielles Androgendefizit des alten Mannes (PADAM) oder weniger zutreffend als Klimakterium virile bezeichnet. Der Symptomkomplex, der mit einer PADAM in Verbindung gebracht wird, umfasst neben verminderter Libido, Antriebslosigkeit und depressiven Verstimmungen auch eine Abnahme von Knochen- und Muskelmasse und eine Zunahme des viszeralen Fettgewebes. Wobei der Zusammenhang zwischen den einzelnen Symptomen und einem Testosteronmangel zum Teil umstritten und die Details noch nicht vollständig geklärt sind.

Ein altersabhängiger Testosteronmangel wird bei etwa 15 bis 20 % aller Männer über 50 beobachtet. Allerdings sind das Ausmaß des Testosteronmangels sowie die sich daraus ergebenden negativen Effekte auf den Körper individuell unterschiedlich stark ausgeprägt. Nicht jeder Mann mit niedrigen Testosteronspiegeln leidet unter klinischen Symptomen eines Mangels. Mitverantwortlich hierfür sind möglicherweise unterschiedliche genetische Varianten des Testosteronrezeptors. Diese könnten dazu beitragen, dass der Beschwerdekomplex, der durch die abnehmenden Testosteronspiegel hervorgerufen wird, individuell unterschiedlich stark ausgeprägt ist.

Testosteron ist das bekannteste männliche Sexualhormon. Es wird beim Mann vor allem in den Leydig-Zwischenzellen gebildet. Testosteron ist jedoch nicht das potenteste Androgen, denn es wird mithilfe des Enzyms 5α-Reduktase in α-Dihydrotestosteron umgewandelt. Dieses bindet mit einer deutlich höheren Affinität an Testosteronrezeptoren. In der Pubertät führt Testosteron bei männlichen Jugendlichen zur Ausprägung der sekundären Geschlechtsmerkmale sowie zum Verschluss der Epiphysenfugen. Darüber hinaus hat Testosteron eine anabole Wirkung und fördert somit den Muskelaufbau und das Knochenwachstum. Da Testosteron im Serum überwiegend an Transportproteine, neben Albumin vor allem an Sexualhormon-bindendem Globulin (SHBG), gebunden ist, wird die Abnahme an freiem Testosteron auch durch veränderte Konzentration an SHBG beeinflusst (o Abb. 13.1). Diese steigt mit zunehmendem Alter stetig an und begünstigt somit eine PADAM.

13.1 Beschwerdekomplex

Mit dem PADAM werden verschieden Beschwerden in Verbindung gebracht. Dazu gehören sowohl körperliche als auch psychische Symptome.

13.1.1 Sexualität

Im Gegensatz zur Menopause bei der Frau, mit der die Fertilität unweigerlich erlischt, bleibt die Fertilität des Mannes bis ins hohe Alter erhalten. Der Begriff Andropause ist somit im engen Wortsinn nicht zutreffend. Dennoch können die abnehmenden Testosteronspiegel die Sexualität beeinflussen. Männer in diesem Lebensabschnitt berichten vermehrt über eine reduzierte Libido, denn aufgrund der sinkenden Testosteronspiegel leidet die sexuelle Lust. Zwischen den im fortschreitenden Alter ebenfalls häufiger auftretenden Erektionsstörungen und einem Testosterondefizit besteht allerdings nur selten ein direkter Zusammenhang. Diese können durch eine Vielzahl weiterer Faktoren ausgelöst werden, besonders häufig sind krankhafte Veränderungen im Gefäßsystem verantwortlich. Als Frühzeichen geht die Erektile Dysfunktion oft um ein bis zwei Jahre einer Gefäßerkrankung wie der Koronaren Herzkrankheit voraus. Daneben spielen psychische Faktoren, die Einnahme bestimmter Medikamente sowie Übergewicht als weitere Einflussgrößen eine Rolle. Ein vermehrtes Auftreten von Ejakulationsstörungen wird in dieser Lebensphase im Übrigen nicht beobachtet.

Erektionsstörungen. Eine Erektile Dysfunktion liegt definitionsgemäß vor, wenn eine unzureichende oder fehlende Erektion einen befriedigenden Geschlechtsverkehr unmöglich macht.

Ejakulationsstörungen. Unter diesem Begriff werden Probleme im Zusammenhang mit der Ejakulation, wie beispielsweise ein vorzeitiger Samenerguss, zusammengefasst.

13.1.2 Muskulatur und Knochen

Ein Mangel an Testosteron verändert nicht nur die Sexualität, sondern auch das äußere Erscheinungsbild des Körpers. Denn Testosteron entfaltet seine Wirkung, wie die weiblichen Sexualhormone auch, nicht nur an den männlichen Geschlechtsorganen, sondern auch an weiteren Organen im ganzen Körper. Besonders an Muskulatur und Knochen machen sich veränderte Testosteronspiegels bemerkbar. Denn Testosteron wirkt anabol und fördert sowohl Knochen- als auch Muskelaufbau. Ein Hypogonadismus und der damit einhergehende Testosteronmangel beeinflusst die Knochenmasse und die -struktur negativ, sodass ein ausgeprägtes PADAM die Entstehung einer Osteoporose begünstigt

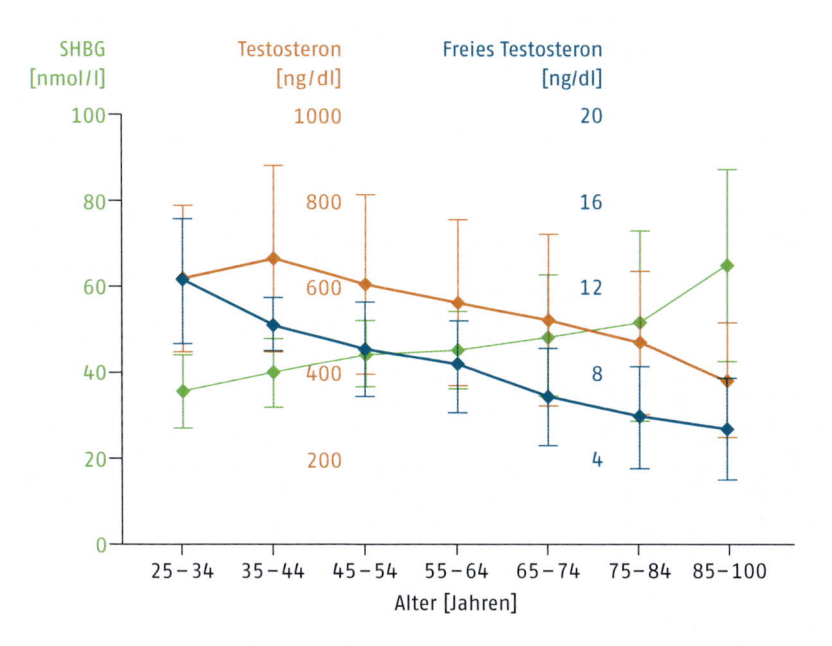

○ **Abb. 13.1** Nachlassende Testosteronproduktion im Alter

und gegebenenfalls zu einer frühzeitigen Manifestation dieser Erkrankung führt. Zwar ist die Osteoporose weiterhin eine Erkrankung, die vor allem Frauen betrifft, dennoch sind immerhin 20 % aller Osteoporose-Patienten Männer.

In der Rehabilitationsmedizin wird Testosteron eingesetzt um den Muskelaufbau zu fördern. Jedoch sind dieser Anwendung enge Grenzen gesetzt, da es beim unkontrollierten Einsatz von Testosteron schnell zu unerwünschten Nebenwirkungen kommt. Aufgrund seiner anabolen Effekte wird Testosteron auch als Dopingmittel eingesetzt, hier ist – wie etliche, zum Teil namhafte Fällen zeigen – die Gefahr von schwerwiegenden Nebenwirkungen bis hin zu Todesfällen aufgrund der unsachgemäßen Anwendung besonders hoch.

13.1.3 Metabolisches Syndrom und Diabetes mellitus

Ein weiterer spannender Punkt ist ein möglicher Zusammenhang zwischen einem PADAM und dem metabolischen Syndrom. Hinweise darauf ergeben sich aus zahlreichen Untersuchungen. Die genauen kausalen Zusammenhänge sind derzeit noch nicht vollständig bekannt. Ungeklärt bleibt insbesondere die Frage, ob der Testosteronmangel Ursache oder Folge des metabolischen Syndroms ist. Beobachtet wurde zum einen, dass eine Testosterongabe die Symptomatik eines metabolischen Syndroms verbessern kann. Zum anderen konnte gezeigt werden, dass Männer, die von einem induzierten Testosteronmangel zum Beispiel in Folge einer Behandlung mit einem GnRH-Analoga betroffen sind, zu einem gewissen Anteil ein metabolisches Syndrom entwickeln.

Da zwischen Diabetes mellitus und dem metabolischen Syndrom ein enger Zusammenhang besteht, ist nachzuvollziehen, dass der Testosteronspiegel auch Auswirkungen auf die Insulinsensitivität hat. Es gibt Untersuchung, die die positiven Effekte einer Testosteronsubstitution auf eine bestehende Insulinresistenz zeigen.

Metabolisches Syndrom. Dieser Begriff beschreibt das Zusammentreffen verschiedener Erkrankungen und Risikofaktoren. Diese sind:

- erhöhte Insulinspiegel mit Insulinresistenz,
- Bluthochdruck,
- Übergewicht, insbesondere vermehrtes viszerales Bauchfett,
- erhöhte Blutfettwerte.

In seiner Gesamtheit gilt das metabolische Syndrom als entscheidender Indikator für die Entstehung von Arteriosklerose sowie den damit assoziierten Erkrankungen.

13.1.4 Haut und Haare

Auch die Körperbehaarung und das Erscheinungsbild der Haut verändern sich mit dem Absinken der Testosteronspiegel. Da Testosteron die Talgproduktion der Haut fördert, neigt die Haut von Männern mit niedrigen Testosteronspiegeln tendenziell dazu auszutrocknen.

Für die Haare und ihr Wachstum ist Dihydrotestosteron (DHT), welches durch die 5α-Reduktase aus Testosteron gebildet wird, das entscheidende Androgen. DHT entfaltet seine Wirkung unter anderem an den Haarwurzeln und löst die androgenetische Alopezie aus.

Gleichzeitig regt DHT in anderen Körperregionen, insbesondere an Brust, Rücken und Beinen, das Haarwachstum an.

13.1.5 Zentrales Nervensystem und Psyche

Mit Blick auf das zentrale Nervensystem und die Psyche wird angenommen, dass ein Zusammenhang zwischen PADAM und Stimmungsschwankungen sowie depressiven Episoden besteht. In diesem Kontext spielt mit Sicherheit auch das Gefühl, den Höhepunkt des Lebens überschritten zu haben eine Rolle. Hier kann eine Parallele zum menopausalen Übergang der Frau gesehen werden, auch hier nehmen sowohl psychosoziale als auch hormonelle Faktoren Einfluss auf die Gemütslage. Darüber hinaus berichten Betroffene vermehrt über Schlafstörungen und übermäßiges Schwitzen. Auch Aufmerksamkeit und Konzentration leiden möglicherweise unter einem Testosterondefizit.

Auch im Gehirn sind Testosteronrezeptoren vorhanden, weshalb anzunehmen ist, dass Testosteron im Gehirn zusätzliche Funktionen erfüllt. Vor allem Hypothalamus, Hippocampus, limbisches System und die Area präoptica sind sensibel für Testosteron. Die unterschiedliche Intensität der Testosteronwirkung bei Mann und Frau ist möglicherweise die Ursache für die zum Teil unterschiedlichen Denkansätze, Verhaltensmuster und Eindrücke beider Geschlechter. So verfügen Männer in der Regel über ein besseres räumliches Vorstellungsvermögen, wohingegen die sprachlichen Ausdrucksfähigkeiten bei Frauen besser ausgebildet sind.

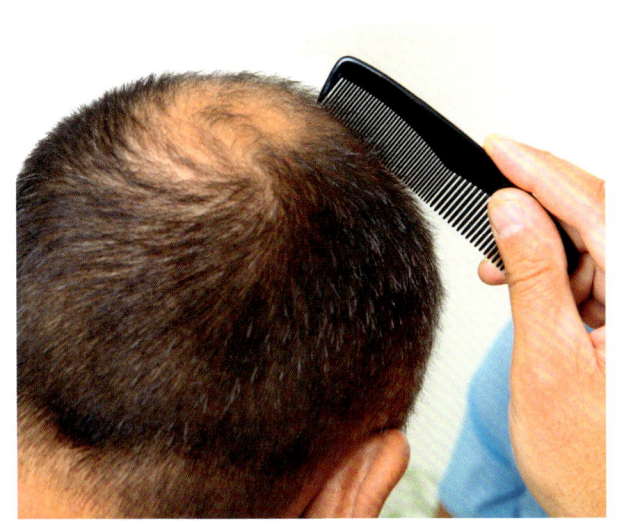

Abb. 13.2 Androgenetische Alopezie

13.2 Weitere Einflussgrößen – Lebensstil

Einige Risikofaktoren für einen übermäßigen Abfall der Testosteronspiegel im Alter sind bekannt. Dazu gehören bestimmte Komorbiditäten wie Diabetes mellitus, erektile Dysfunktion und psychische Erkrankungen. Aber auch Übergewicht, ein metabolisches Syndrom, Rauchen sowie ein übermäßiger Alkoholkonsum begünstigen die Ausbildung eines Testosterondefizits.

Einige der genannten Größen kann man durch eine Anpassung des Lebensstils beeinflussen, sodass sich aus diesem Wissen einige Tipps für den Alltag ergeben.

So ist es hilfreich Übergewicht zu vermeiden beziehungsweise gegebenenfalls das Körpergewicht zu reduzieren. Dabei helfen eine ausgewogene Ernährung sowie regelmäßige Bewegung und Sport. Zusätzlich fördert Ausdauersport die Testosteronbildung im Hoden und wirkt somit auch auf direktem Weg einem PADAM entgegen. Darüber hinaus empfiehlt es sich den Alkoholkonsum zu reduzieren und das Rauchen einzustellen.

13.3 Hormontherapie mit Testosteron

Die therapeutische Gabe von Testosteron ist kritisch zu hinterfragen. Denn im Vergleich mit dem Klimakterium der Frau sind die hormonellen Veränderungen beim Mann milder ausgeprägt und der Beginn schleichender, sodass in vielen Fällen keine Therapie notwendig ist. Eine Substitution von Testosteron ist ausschließlich bei nachgewiesenem Testosteronmangel und klinisch-relevanten Symptomen mit einem hohen Leidensdruck indiziert. Diese Kriterien treffen nur auf eine kleine Gruppe von Männern zu, die jedoch von einer Hormonsubstitution profitieren kann.

Vor einer Verordnung von Testosteron ist zu prüfen, ob eine klare Indikation für die Testosterongabe besteht sowie darüber hinaus das Nutzen-Risiko-Verhältnis individuell abzuwägen. Dabei ist die besondere Konstellation des jeweiligen Einzelfalls, aus den

Beschwerden des Testosteronmangels und den entsprechenden Laborergebnissen sowie den möglichen Risiken einer Therapie, zu berücksichtigen.

Eine Anwendung von Testosteronpräparaten um Anti-Aging-Effekte zu erzielen ist nicht empfehlenswert, da es zum einen keinen ausreichenden Wirksamkeitsnachweis gibt und zum anderen die exogene Zufuhr von Testosteron mit Risiken verbunden ist.

13.3.1 Zu Risiken und Nebenwirkungen

Wie auch bei der HT der Frau ist die Substitution von Testosteron beim Mann mit gewissen Risiken verbunden. Das genaue Ausmaß möglicher Nebenwirkungen und Langzeitfolgen ist zum Teil nur unzureichend bekannt.

Zu den Risiken der exogenen Testosteronsubstitution gehört unter anderem ein verstärktes Wachstum maligner Prostatahyperplasien, sodass subklinische Veränderung sich schneller zu behandlungsdürftigen Karzinomen entwickeln. Aus diesem Grund ist eine regelmäßige Kontrolle des PSA-Werts unter einer Therapie mit Testosteron empfohlen. Die Kontrolle sollte 2- bis 4-mal jährlich erfolgen. Auch der Testosteronspiegel sowie die Hämoglobinwerte, die Leberfunktion und die Blutfettwerte sollten regelmäßig kontrolliert werden. Ein erhöhtes Risikos für Herzprobleme unter der Anwendung von Testosteronpräparaten wird diskutiert, kann aber anhand der momentanen Datenlage nicht zweifelsfrei nachgewiesen werden.

13.3.2 Verschiedene Arzneiformen

Ist die Entscheidung für eine Testosteronsubstitution gefallen, stellt sich die Frage nach einer geeigneten Arzneiform um den Körper zusätzliches Testosteron zu zuführen. Eine galenische Herausforderung stellt der hohe First-Pass-Effekt von Testosteron in der Leber dar. Aufgrund der umfangreichen Metabolisierung bei der ersten Leberpassage ist eine orale Applikation nicht zielführend. Eine orale Applikation ist lediglich in Form eines Testosteronesters möglich, zum Beispiel **Andriol® Testocaps**. Alternativ kann zur Applikation von Testosteron auf andere Darreichungsformen ausgewichen werden. Im Handel sind neben Implantaten und Depotspritzen auch Pflaster und Gele erhältlich. Die Testosterongele werden täglich aufgetragen. Es empfiehlt sich eine Anwendung am Morgen, da zu dieser Zeit auch die körpereigene Ausschüttung am stärksten ist. Die Gele werden auf Hautpartien an Schultern, Armen oder dem Bauch appliziert. Die entsprechenden Hautregionen sollten anschließend mit Kleidung bedeckt werden um eine versehentliche Übertragung auf andere Personen bei Körperkontakt zu vermeiden, dies gilt insbesondere für Kinder und schwangere Frauen.

Quellen und Literatur

Bücher
Braendle W. Das Klimakterium: Endokrinologie, Pharmakologie der Hormone und Hormonsubstitution. Wissenschaftliche Verlagsgesellschaft Stuttgart, 2000
Kuhl H. Klimakterium, Postmenopause und Hormonsubstitution. 3. Aufl., Uni-Med Verlag, Bremen 2005
Lautenbacher S, Güntürkün O, Hausmann M (Hrsg.). Gehirn und Geschlecht: Neurowissenschaft des kleinen Unterschieds zwischen Frau und Mann. Springer-Verlag, Heidelberg/Berlin 2007
Maurer S, Gerdemann A. Wechseljahre: Beschwerden und Therapie. Govi-Verlag, Eschborn 2009
Milek et al. Das große PTAheute Handbuch. Deutscher Apotheker Verlag, Stuttgart 2016
Mutschler et al. Mutschler Arzneimittelwirkungen. Wissenschaftliche Verlagsgesellschaft Stuttgart, 2013
Rote Liste 2016. Arzneimittelverzeichnis für Deutschland. Rote Liste Service GmbH, Frankfurt/Main 2016
Sticher O, Heilmann J, Zündorf I. Hänsel/Sticher Pharmakognosie Phytopharmazie. 10. Aufl., Wissenschaftliche Verlagsgesellschaft Stuttgart, 2015

Zeitschriften
AACE Menopause Guidelines. American association of clinical endocrinologists medical guidelines for clinical practice for the diagnosis and treatment of menopause. Endocr Pract. 17(Suppl 6), 2011
Apperger C. Das echte Johanniskraut – ein Porträt. PTAheute, 18:100, 2015
Bruhn C. Evidenz bei Demenz: Aktualisierte S3-Leitlinie „Demenzen" bietet Orientierung. Dtsch Apoth Ztg, 5:28, 2016
Bruhn C. Frühe Menopause = häufiger dement: Studie findet Einfluss auf Kognition. Dtsch Apoth Ztg, 21:37, 2014
Bilharz C. Standhaft bleiben: Erektile Dysfunktion – Man(n) kann etwas dagegen tun. Dtsch Apoth Ztg, 28:34, 2014
Daniels R. Hormone: Schlucken, Kleben oder Cremen. Pharm Ztg, 06/2011
Fessler B. Gegen die „fliegende Hitze": Wie sich Hitzewallungen im Klimakterium behandeln lassen. Dtsch Apoth Ztg, 3:38, 2016
Fessler B. Hormone in den Wechseljahren: Pro und Kontra individuell abwägen. Dtsch Apoth Ztg, 48:34, 2013
Fessler B. Natürlich durch die Wechseljahre. Dtsch Apoth Ztg, 48:42, 2012
Gerdemann A. Intimhygiene: Weniger ist mehr. PTA-Forum, 07/2011
Gerdemann A. Selbstmedikation bei PMS: Die Last mit den Tagen vor den Tagen. PTA-Forum, 08/2012
Görz M. Ins Gesicht geschrieben: Was verändert sich bei der Hautalterung. Dtsch Apoth Ztg, 19:52, 2015
Hadji P. Transdermale Gabe ist derzeit sicherste Hormontherapie. Dtsch Apoth Ztg, 23:32, 2016
Heyn G. Haut im Alter: Den Spuren der Zeit begegnen. Pharm Ztg, 01/2017
Hinneburg I. Zertifikatskurs Verhütungsmethoden – Teil 1: Grundlagen von Empfängnis und Schwangerschaft. PTAheute 9:58, 2015
Hofmann-Aßmus M. Polyzystisches Ovarialsyndrom: Frauen mit Androgenüberschuss. Pharm Ztg, 20/2005

Jenett-Siems K. Pflanzlich gegen Hitzewallungen und Co: Zur Evidenzlage von Agnus castus, Cimicifuga, Rhapontikrhabarberwurzel, Soja und Rotklee. Dtsch Apoth Ztg, 1:32, 2016

Jenett-Siems K. Phytopharmaka bei Wechseljahresbeschwerden: Wie wirken Phytoestrogene – Gemeinsamkeiten und Besonderheiten ihrer Wirkmechanismen. Dtsch Apoth Ztg, 48:42, 2013

Krüger S. Depression bei Frauen: Wochenbettdepression und perimenopausale Depression. Schattauer, Nervenheilkunde 11:871–877, 2015

Langenfeld E. Hormontherapie in den Wechseljahren. PTAheute, 7:48, 2015

Loibl S, Schwendler K, Kaufmann M. Therapie von Hitzewallungen bei Mammakarzinom-Patientinnen. Frauenarzt, 47:1020–1026, 2006

Pharmako-Logisch! Das Knochensystem: ein lebendiges Organ. Dtsch Apoth Ztg, 23:50, 2012

Mendling W. Vaginalinfektionen: Wissenswertes zu Behandlung und Prophylaxe. Dtsch Apoth Ztg, 46:42, 2013

Mühlhauser I. Kein Freischein für die Hormontherapie: Warum Hormone in den Wechseljahren nicht rehabilitiert sind. Dtsch Apoth Ztg, 20:22, 2016

Renner K. Klimakterium: Jahre des Umbruchs. Pharm Ztg, 18/2016

Sänger N, Rabe T. Klinik der Menopause. Pharmakon, 6:439–445, 2015

Said A. Estrogen-Gabe – eine Frage des Timings: Zum Schutz vor Arteriosklerose muss eine postmenopausale Hormontherapie früh begonnen werden. Dtsch Apoth Ztg, 14:30, 2016

Schlenger R. Ohne Hormone gegen das Schwitzen: Venlafaxin hilft gegen Wechseljahresbeschwerden fast so gut wie Estradiol. Dtsch Apoth Ztg, 24:30, 2014

Schweig T. Dermatologie: Pflege für die Haut ab 50. PTA-Forum 02/2010

Schwindl B. Gibt es die Wechseljahre des Mannes. Pharmakon, 6:492–499, 2015

Staufenbiel B. Zeit für den Neubeginn: Die Wechseljahre. PTAheute, Teil 1 5:74, Teil 2 6:96, Teil 3 8:102, 2014

Werner S. Die Regel muss nicht schmerzhaft sein: Welche OTC-Präparate bei der Dysmenorrhö helfen. Dtsch Apoth Ztg, 44:42, 2015

Werner S. Ein haariges Problem: Formen des Haarausfalls und Therapiemöglichkeiten. Dtsch Apoth Ztg, 22:38, 2015

Wolf E. Infektionen: Vaginalflora in Aufruhr. Pharm Ztg, 36/2009

Wolf E. Vaginalmykose: Milchsäure nicht in jedem Fall. PTA-Forum, 14/2015

Wunder D. Menopause – Up-To-Date. Frauenheilkunde aktuell (FHA), 2:4–10, 2015

Internet

arznei-telegramm. Postmenopausale Hormontherapie. 6/2016. Abrufbar unter: www.dr-walser.ch/arzneitelegramm-postmenopausale-hormontherapie.pdf (Zugriff Februar 2017)

arznei-telegramm. Vorbeugung und Therapie der Osteoporose. 12/1990. Abrufbar unter: www.arznei-telegramm.de/html/1990_12/9012103_02.html (Zugriff Juni 2016)

Ärzte Zeitung. Menopause: Achterbahn der Hormone. Abrufbar unter: www.aerztezeitung.de/medizin/krankheiten/hormonstoerungen/article/885484/menopause-achterbahn-hormone.html?sh=16&h=-202533308 (08.05.2015 | Zugriff Januar 2016)

Ärzte Zeitung. Menopause: Viele Frauen bemerken Hitzewallungen nicht. Abrufbar unter: www.aerztezeitung.de/medizin/krankheiten/hormonstoerungen/menopause/article/678439/menopause-viele-frauen-bemerken-hitzewallungen-nicht.html?sh=111&h=-202533308 (11.11.2011 | Zugriff November 2016)

Ärzte Zeitung. Nach der Menopause häufen sich schwere Depressionen. Abrufbar unter: www.aerztezeitung.de/medizin/krankheiten/hormonstoerungen/menopause/article/428934/nach-menopause-haeufen-schwere-depressionen.html (24.11.2006 | Zugriff Oktober 2016)

Ärzte Zeitung. Postmenopause: Testosteron für Frauen mit Libidoverlust. Ärzte Zeitung. Abrufbar unter: www.aerztezeitung.de/medizin/krankheiten/neuro-psychiatrische_krankheiten/article/878742/postmenopause-testosteron-frauen-libidoverlust.html?sh=22&h=-1258884059 (09.02.2015 | Zugriff August 2016)

Ärzte Zeitung. Wechseljahre: Nur Hitzewallungen typisch. Abrufbar unter: www.aerztezeitung.de/medizin/krankheiten/hormonstoerungen/menopause/article/882834/wechseljahre-nur-hitzewallungen-typisch.html?sh=4&h=-1145503084 (01.04.2015 | Zugriff September 2016)

Auerbach L, Rakus J, Bauer C, Gerner C, Ullmann R, Wimmer H, Huber J. Pomegranate seed oil in women with menopausal symptoms: a prospective randomized, placebo-controlled, double-blinded trial. Abrufbar unter: www.ncbi.nlm.nih.gov/pubmed/22240636 (Zugriff Juni 2016)

Beer A-M. Cimicifuga racemosa bei klimatischen Beschwerden. Abrufbar unter: www.thieme-connect.com/products/ejournals/abstract/10.1055/s-0034–1395863?device=mobile&innerWidth=320&offsetWidth=320 (Zugriff Februar 2016)

Berufsverband der Frauenärzte e. V. Das Frauenaerzte-im-Netz Beckenboden-Training. Abrufbar unter: http://media.frauenaerzte-im-netz.de/mediadb/media/FiN/pdf/beckenboden.pdf (Zugriff Mai 2016)

Berufsverband der Frauenärzte e. V. Kopfschmerzen bei der Frau. Abrufbar unter: www.frauenaerzte-im-netz.de/de_kopfschmerzen-kopfschmerzen-bei-der-frau_947.html (Zugriff April 2016)

BfArM und PEI. Bulletin zur Arzneimittelsicherheit. Ausgabe 1/März 2016. Abrufbar unter: www.pei.de/SharedDocs/Downloads/vigilanz/bulletin-zur-arzneimittelsicherheit/2016/1–2016.pdf?__blob=publicationFile&v=7 (Zugriff Mai 2016)

© BVF, DGGG, DGMeno, DGGEF 2016. Autoren der WHI-Studie bedauern Fehlinterpretation von Studiendaten: Hormonersatzbehandlung in den Wechseljahren – mehr Nutzen als Risiken. Abrufbar unter: http://www.dggg.de/fileadmin/documents/pressemitteilungen/2016/2016_05_03/2016-05-26-BVF-DGGG-DGM-WHI.pdf (Zugriff Juni 2016)

David M. Wahrnehmung der Wechseljahre ist kulturell geprägt. Abrufbar unter: www.gesundheitsforschung-bmbf.de/de/1636.php (Zugriff Januar 2016)

Deutsche Homöopathie-Untion. Klimaktoplant® N. Abrufbar unter: www.klimaktoplant.de/klimaktoplantr-n/klimaktoplantr-n.html (Zugriff Juni 2016)

Deutsches Krebsforschungszentrum (DKFZ). Brustkrebs und Wechseljahre. Abrufbar unter: www.krebsinformationsdienst.de/vorbeugung/risiken/hormonersatztherapie2.php (Stand: 30.11.2015 | Zugriff Mai 2016)

Deutsche Migräne- und Kopfschmerz-Gesellschaft (DMKG). Migräne. Abrufbar unter: www.dmkg.de/files/dmkg.de/patienten/Download/migraeneinfo.pdf (Stand: Juli 2005 | Zugriff: Mai 2016)

DR. KADE/BESINS Pharma GmbH. Die Wechseljahre – Ein Ratgeber für die Frau ab 40. Abrufbar unter: www.kade.de/fileadmin/assets/patienten-informationen/wechseljahre-frau-dr-kade.pdf (Zugriff Dezember 2016)

DR. KADE/BESINS Pharma GmbH. Hormonmangel und Scheidentrockenheit in den Wechseljahren. Abrufbar unter: www.kade.de/fileadmin/assets/patienten-informationen/patienteninformation-wechseljahre-scheidentrockenheit-dr-kade.pdf (Zugriff März 2016)

DR. KADE Pharmazeutische Fabrik GmbH. Brustspannen – zyklusabhängige Brustschmerzen. Abrufbar unter: www.kade.de/indikationsgebiete/gynaekologie/brustschmerzen (Zugriff Mai 2016)

DR. KADE Pharmazeutische Fabrik GmbH. KadeFungin Befeuchtungsgel mit Hyaluronsäure. Abrufbar unter: www.kadefungin.de/kadefungin/kadefungin-befeuchtungsgel (Zugriff März 2016)

Ergebnisse aus der WHI. Abrufbar unter: www.gesundheit.uni-hamburg.de/upload/WHI.pdf (Zugriff Januar 2017)

ESCOP Monographs: The Scientific Foundation for Herbal Medicinal Products. Cimicifugae rhizoma: Black Cohosh. 2011. Abrufbar unter: http://escop.com/wp-content/uploads/2013/10/Pages-from-Cimicifugae-rhizoma-for-Publication-2011.pdf (Zugriff Mai 2016)

Hexal AG. Für trockene Schleimhäute gibt es Hilfe. Abrufbar unter: www.gynaekologie.hexal.de/wechseljahre/beschwerden/schleimhaut.php (Zugriff Mai 2016)

Hexal AG. Tipps für Sport und Ernährung in den Wechseljahren. Abrufbar unter: www.gynaekologie.hexal.de/wechseljahre/tipps (Zugriff Mai 2016)

Hickey M, Bryant C, Judd F. Evaluation and management of depressive and anxiety symptoms in midlife. Abrufbar unter: www.tandfonline.com/doi/pdf/10.3109/13697137.2011.620188?redirect=1 (Zugriff August 2016)

Hodis HN, Mack WJ, Henderson VW, Shoupe D, Budoff MJ, Hwang-Levine J, Li Y, Feng M, Dustin L, Kono N, Stanczyk FZ, Selzer RH, Azen SP. Vascular Effects of Early versus Late Postmenopausal Treatment with Estradiol. Abrufbar unter: www.nejm.org/doi/full/10.1056/NEJMoa1505241#t=article (Zugriff August 2016)

Im E-O, Ko Y, Chee W. Ethnic Differences in the Clusters of Menopausal Symptoms. Abrufbar unter: www.ncbi.nlm.nih.gov/pmc/articles/PMC3989458 (Zugriff Januar 2016)

Institut für Qualität und Wirtschaftlichkeit im Gesundheitswesen (IQWiG). Thema Wechseljahre – Einleitung. Abrufbar unter: www.gesundheitsinformation.de/wechseljahre.2171.de.html (Stand: 10.08.2016 | Zugriff September 2016)

Institut für Qualität und Wirtschaftlichkeit im Gesundheitswesen (IQWiG). Wie funktioniert ein Beckenbodentraining. Abrufbar unter: www.gesundheitsinformation.de/beckenbodentraining.2288.de.html (Stand: 29.12.2016 | Zugriff Januar 2017)

Kamensky J. Ernährung in den Wechseljahren. Abrufbar unter: www.vis.bayern.de/ernaehrung/ernaehrung/ernaehrung_gruppen/ernaehrung_wechseljahre.htm (Zugriff Mai 2016)

Klotz T. Wechseljahre des Mannes. Abrufbar unter: https://cme.medlearning.de/pfizer/wechseljahre_des_mannes/pdf/wechseljahre_des_mannes.pdf (Zugriff Juni 2016)

Lifeline. Ziehen und Spannen in den Brüsten – Brustbeschwerden in den Wechseljahren. Abrufbar unter: www.hormontherapie-wechseljahre.de/symptome-wechseljahre/brust (Stand: 19.07.2016 | Zugriff August 2016)

Marjoribanks J, Farquhar C, Roberts H, Lethaby A. Long term hormone therapy for perimenopausal and postmenopausal women. Abrufbar unter: http://onlinelibrary.wiley.com/doi/10.1002/14651858.CD004143.pub4/abstract (Zugriff Mai 2016)

Melby MK, Lock M, Kaufert P. Culture and symptom reporting at menopause. Abrufbar unter: http://humupd.oxfordjournals.org/content/11/5/495.full (Zugriff Januar 2016)

Müller T. Mythos Testosteron: Nicht zu viel bringt das Gehirn aus dem Trakt, sondern zu wenig. Ärzte Zeitung. Abrufbar unter: www.aerztezeitung.de/medizin/krankheiten/neuro-psychiatrische_krankheiten/article/630711/mythos-testosteron-nicht-zuwenig-bringt-gehirn-takt.html (04.01.2011 | Zugriff August 2016)

National Institute for Health and Care Excellence (NICE). Menopause: diagnosis and management. Abrufbar unter: www.nice.org.uk/guidance/ng23/chapter/recommendations (Zugriff Juni 2016)

Nees K. Migräne zur Menstruation – oft sind fallende Östrogenspiegel die Ursache. Ärzte Zeitung. Abrufbar unter: www.aerztezeitung.de/medizin/krankheiten/schmerz/kopfschmerzen/article/529995/migraene-menstruation-oft-fallende-oestrogenspiegel-ursache.html (11.02.2009 | Zugriff April 2016)

NHS Choices & Bazian. Could HRT stop dementia. Abrufbar unter: www.nhs.uk/news/2013/02February/Pages/can-hrt-protect-against-dementia-related-ageing.aspx (Zugriff Mai 2016)

Niebauer G. Frauen über 40 kommen in die Wechseljahre, Männer über 60 ins PADAM. Ärzte Zeitung. Abrufbar unter: www.aerztezeitung.de/medizin/krankheiten/hormonstoerungen/testosteron-mangel/article/451973/frauen-40-kommen-wechseljahre-maenner-60-jahre-padam.html (01.06.2007 | Zugriff November 2016)

Österreichische Ärzte Zeitung (ÖAZ). Menopause – Kopfschmerz durch Hormone. Abrufbar unter: www.aerztezeitung.at/archiv/oeaez-2013/oeaez-21–10112013/menopause-kopfschmerz-migraene-hormonersatztherapie-menopausekongress-reproduktionsmedizin-menopause-andropause-anti-aging-2013.html (10.11.2013 | Zugriff Oktober 2016)

PEKANA Naturheilmittel GmbH. delima Produkte von PEKANA. Abrufbar unter: www.delima.pekana.de (Zugriff Januar 2017)

pro familia Deutsche Gesellschaft für Familienplanung, Sexualpädagogik und Sexualberatung e. V. Wechseljahre – Sexualität und Älterwerden. Abrufbar unter: https://www.profamilia.de/fileadmin/publikationen/Reihe_Aelterwerden/wechseljahre.pdf (Zugriff Juni 2016)

PTA*heute*.de. Beratungs-Tipps: Bei trockenen Augen vorausschauend handeln. Abrufbar unter: www.ptaheute.de/fortbildung/e-learning/e-learning-das-trockene-auge/beratungs-tipps (Zugriff Mai 2016)

Schmerzklinik Kiel GmbH & Co KG. Migräne im Leben der Frau. Abrufbar unter: www.schmerzklinik.de/service-fuer-patienten/migraene-wissen/frau-hormone (Zugriff April 2016)

Shumaker SA, Legault C, Rapp SR et al. Estrogen Plus Progestin and the Incidence of Dementia and Mild Cognitive Impairment in Postmenopausal Women. Abrufbar unter: http://jama.jamanetwork.com/article.aspx?articleid=196628 (Zugriff Mai 2016)

Starostzik C. Menopause: Depression kehren nach Hormontherapie oft zurück. Ärzte Zeitung. Abrufbar unter: www.aerztezeitung.de/medizin/krankheiten/neuro-psychiatrische_krankheiten/depressionen/article/892847/menopause-depressionen-kehren-nach-hormontherapie-oft-zurueck.html?sh=1&h=-1145503084 (24.09.2015 | Zugriff Juni 2016)

Zandi PP, Carlson MC, Plassman BL et al. Hormone Replacement Therapy and Incidence of Alzheimer Disease in Older Women. Abrufbar unter: http://jama.jamanetwork.com/article.aspx?articleid=195464 (Zugriff Mai 2016)

Weitere Internetquellen

http://deumavan.com/de
www.dge.de
www.fachinfo.de
www.familienplanung.de
www.frauenaerzte-im-netz.de
www.imsociety.org
www.sagella.de
www.vagisan.com/de
www.wala.de

Bildnachweis

Abb. 1.1	Nach ©Dr. Kade/Besins Pharma GmbH, Berlin
Abb. 1.2	Nach Pharmakon 6/15 (DPhG)
Abb. 1.3	Deutscher Apotheker Verlag, Stuttgart
Abb. 2.1	Mutschler 2013
Abb. 2.2	Deutscher Apotheker Verlag, Stuttgart
Abb. 2.3	Milek 2016
Abb. 2.4	Deutscher Apotheker Verlag, Stuttgart
Abb. 2.5	Mutschler 2013
Abb. 3.1	Nach Pharmakon 6/15 (DPhG)
Abb. 4.1	Nach Kuhl 2005
Abb. 4.2	©Kurhan/fotolia.com
Abb. 4.3	Deutscher Apotheker Verlag, Stuttgart
Abb. 4.4	PTA*heute*-Redaktion, 10/14
Abb. 4.5	Nach ©peterjunaidy/fotolia.com
Abb. 7.1	©cloud7days/fotolia.com
Abb. 7.2	Deutscher Apotheker Verlag, Stuttgart
Abb. 7.3	Nach ©Dr. Kade/Besins Pharma GmbH, Berlin
Abb. 7.4	©ironstealth/fotolia.com
Abb. 7.5	©euthymia/fotolia.com
Abb. 8.1	©WavebreakMediaMicro/fotolia.com
Abb. 8.2	Nach ©Dr. Kade/Besins Pharma GmbH, Berlin
Abb. 10.1	©emer/fotolia.com
Abb. 10.2	©E. Schittenheim/fotolia.com
Abb. 10.3	©Eileen Kumpf/fotolia.com
Abb. 11.1	©Björn Wylezich/fotolia.com
Abb. 12.1	©arfo/fotolia.com
Abb. 13.1	Nach Pharmakon 6/15 (DPhG)
Abb. 13.2	©Petrik/fotolia.com

Sachregister

A

Abgeschlagenheit 29
Actaea racemosa 93
Adipositas 109
akut intermittierende Porphyrie 61
Alendronsäure 84
Alfatradiol 37
Alkohol 112, 119
Alopezie, androgenetische 37, 119
Alterserscheinungen 22
Altersflecken 35
Altershaut 35
– Exkurs 36
Älterwerden 10
Alzheimer-Demenz 30
Amenorrhö 7
– Chemotherapie-assoziierte 45
Anaphrodisiakum 99
Androgene 37, 54
Androgengabe 46
Andropause 116
Angst 95
Angststörungen 29
anovulatorische Zyklen 17
Anthroposophie 107
Antidepressiva 77–78, 87
– Schlafstörungen 82
– tetrazyklische 90
– trizyklische 78
Antiestrogene 44
Antihistaminika 80
Antikonvulsiva 90
antioxidative Wirkung, Vitamin E 103
Anwendungshinweise 67
Applikationswege 54
Arteriosklerose 42–43, 66, 103
– Exkurs 43
Arzneimittel
– pflanzliche 92
– traditionelle 93
Atrophie
– Endometrium 21
– vaginale 2, 32, 68, 98
– Vaginalschleimhaut 32

atrophische Kolpitis 68
Attraktivität 10
Auge, trockenes 38
– Exkurs 38
Autoimmunerkrankungen 6

B

Baldrian 80
Barrieremethoden 76
Beckenbodengymnastik, Exkurs 34
Beckenbodenmuskulatur 34–35
Belastung, psychosoziale 28
Belastungsinkontinenz 34
Benzodiazepine 81
Berufsleben 10
Beschwerdekomplex, klimakterischer 22
Bewegungsmangel 113
Biochanin A 96
Bioverfügbarkeit
– Estrogene 51
– Gestagene 52–54
– Sexualhormone 54
Bisphosphonate 83
– Einnahme 84
Blasenfunktion 33
Blaseninfektion 33
Blasenschwäche 34
Blutdruck 43
Blutfettwerte, erhöhte 118
Bluthochdruck 42, 73, 118
Blutungen
– Hormontherapie 59, 61
– Postmenopause 24
Brust 24
Brustkrebs 62, 66, 89
Brustschmerzen 24–25
Brustspannen 24–25, 59, 98
– PMS 28

C

Calcitonin 83, 86
Calcitriol 83
Calcium 41, 82, 111
Chemotherapie 44–45

Chemotherapie-assoziierte Amenorrhö 45
Chlormadinonacetat 53, 75
Cholestase 61
Cholezystolithiasis 61
Chromosomenfehler 6
Chylomikronen 42
Cimicifuga 106
Cimicifuga racemosa 93, 104
Cimicifugoside 93
Cimifugoside 93
Cimigoside 93
Citalopram 88
Climacterium praecox 5
Clonidin 87, 90
Cofaktoren 15
Coffein 112
COMT 102
CYP3A4 102
CYP2D6 89
– Interaktion 89
CYP-Enzym 89, 102
Cyproteronacetat 53, 56

D

Daidzein 96
Damenbart, Exkurs 37
Demenz 30, 63
– Prävention 30
Denosumab 85
Depotpräparate, hormonell 74
Depotspritzen
– gestagenhaltige 74
– testosteronhaltige 120
Depression 27, 77, 113
– Johanniskraut 101
– Phytotherapie 95
– postpartale 28
Desogestrel 75
Desoxyrhapontigenin 97
Diabetes mellitus 23, 117
Dienogest 54
Dihydrotestosteron 37, 115, 118
Dioscorea villosa 98
Diosgenin 98
Diphenhydramin 80
Dopamin 99

Dopamin-Rezeptor 94
Doping, Testosteron 117
Dosiergel 67
Doxepin 82
Doxylamin 80
Dranginkontinenz 34
Drospirenon 56
Druckschmerzen, Brust 114
Dydrogesteron 53, 56
Dysmenorrhö 7
Dyspareunie 33

E

Eflornithin 38
Eisen 110
Eisenmangel 30
Eisprung 17
Ejakulationsstörung 116
ELITE 66
Empfängnisverhütung 73
empty nest syndrom 10
Endometriose 61
Endometrium 17
Endometriumskarzinome 24, 63
Endothelin-1 42
Endoxifen 89
Energiebedarf 39
Entspannung 113
Entspannungsübungen 79
Epilepsie 61, 90
Epithel, atrophes 69
Erektionsstörung 116
Ernährung 11, 109–113
– sojareich 96
Estradiol 14–15, 17, 51
– Dosierung 71
– Fertigarzneimittel 56–57
– Gefäße 42
– Knochen 41
– vaginale Anwendung 70
– zentrale Wirkung 27
Estradiolester 15
Estradiolspiegel
– Perimenopause 20
– Postmenopause 21
– Prämenopause 19
Estradiolvalerat 49, 51, 56
Estriol 15, 51, 69–70
– Dosierung 69
– Fertigarzneimittel 56, 68

– Resorption 69
Estrogene 14
– Hormontherapie 51–53
– konjugierte 15, 52, 56
Estrogengabe
– kontinuierliche 58
– zyklische 57
Estrogenrezeptor 15
– Phytoestrogene 95
– Traubensilberkerze 94
Estrogenrezeptor-α 15
Estrogenrezeptor-β 15
Estrogenrezeptor-Modulatoren, selektive 16
Estron 14
Ethanol, Extraktionsmittel 94
Ethinylestradiol 15, 49, 52, 75
Etidronat 84
Etonogestrel 74–75
Extrakt 92
Extraktionsmittel 94

F

Familie 10
Feedback-Mechanismen 12
Fertilität 2
Fettdepots 39
Fettsäuren, ungesättigte 111
Fettstoffwechsel 42
Feuchthaltefaktoren 36
First-Pass-Effekt
– Estrogene 51
– Gestagene 52
– Testosteron 120
– transdermale Anwendung 55
Flash 26
fliegende Hitze 23, 26, 114
Fluorid 85
Fluoxetin 88
Flush 26
Follikelatresie 1
Follikelphase 17
Follikel-stimulierendes Hormon 12, 17
Folsäure 112
Formonenetin 96
Fraktur 40
Frauenbild 2
Fruchtbarkeitswahrnehmung 76

FSH-Spiegel
– Perimenopause 21
– Prämenopause 19

G

Gabapentin 87, 90
GABA-Rezeptor 94
Gebrechlichkeit 10
Gedächtnisleistung 30
Gelbkörper 17
Gelbkörperphase 17
genetische Prädisposition 6
Genistein 96
Gerinnungsfaktoren 14
Geruchssinn 38
Geschlechtsmerkmale, weibliche 14
Geschmackssinn 38
Gesellschaft 11
Gestagene 16
– Hormontherapie 52
Gestagengabe, sequenzielle 59
Gesundheitsprävention 2
Gewichtszunahme 39
Glykogen 17, 32
GnRH 115
– pulsatile Freisetzung 13
GnRH-Analoga 117
Gonadotropin-Releasing-Hormon 12
GPER1 15
Graaf-Follikel 17
Granatapfel 98
Granatapfelsamen 98
Granatapfelsamenöl 104
Grundumsatz 39, 109

H

Haarausfall 37
Haare 37
– PADAM 118
Hahnemann, Samuel 105
Harnwegsinfekt, rezidivierender 33
Harnwegsinfektion 68
Haut 35
– Aufbau 35–36
– PADAM 118
– Rückfettung 36
– trockene 36
HERS 66

Herzinfarkt 42, 63
Herz-Kreislauf-Erkrankungen 66, 87
Herzrasen 23, 26
High-density-Lipoprotein 43
Hirsutismus 37
Hitze, fliegende 23, 26, 114
Hitzewallungen 2, 22–23, 26–27, 49
– bei KOK-Einnahme 74
– Dauer 22
– Depression 77
– hormonelle Faktoren 27
– Intensität 22
– Kleidung 114
– nächtliche 79
– Studien 94
Homöopathie 105–106
Hopfen 80, 97
Hormon, Luteinisierendes 12, 17
Hormone
– effektorische 12
– glandotrope 12
Hormoneinnahme 57
– kontinuierliche 57
Hormonersatztherapie 47
Hormonpflaster 67
Hormonspiegel 9
Hormontherapie 9, 77
– Alternativen 48
– Brustschmerzen 25
– Depression 77–78
– Dosisreduktion 60
– Estrogen plus Gestagen 51
– Kontraindikationen 60
– lokale 69
– menopausale 47, 49–51, 67
– orale Anwendung 54
– präventive Gabe 30
– vorzeitige Menopause 46
– Wechselwirkung 102
humanes Choriongonadotropin 13
Humolon 97
Humulus lupulus 97
Hyaluronsäure 36
– Auge 38
– Intimbereich 71
Hyperforin 101
Hypericin 101

Hypericum perforatum 101
Hyperlipidämie 72
Hyperlipoproteinämie 61
Hypermenorrhö 7
Hyperplasie, Endometrium 59
Hypertonie 23
Hypogonadismus 116
Hypophyse 12
Hypothalamus 12–13
– Thermoregulation 26
Hypothalamus-Hypophysen-Achse 12

I
Ibandronsäure 84
Implantat, gestagenhaltiges 74
Inhibin 16
Inkontinenz 33–34, 68
Insomnie 79
Insulin 6
Insulinresistenz 118
Intimhygiene 72
Intimwaschlotion 72
Intrauterinpessar
– levonorgestrelhaltiges 57
– wirkstoffhaltiges 76
Isoflavone 96
Isopropanol, Extraktionsmittel 94

J
Japan 11
Johanniskraut 95, 100–104
– Interaktion 102
Juckreiz
– Auge 38
– dermal 36
– Intimbereich 108
– vaginal 32, 71

K
Kanada 11
kardiovaskuläre Erkrankung 42–43
kardiovaskuläre Risiken, Hormontherapie 62
Karzinom, kolonrektales 63
KEEPS 66
Keratokonjunktivitis sicca 38
Keuschlamm 98
Kiefernekrose 84

Kleidung 114
klimakterischer Beschwerdekomplex 22
klimakterisches Syndrom 7
Klimakterium 1
– Dauer 2
Knochenbrüche 40
Knochendichte 40
Knochenmasse, Verlust 41
Knochenwachstum 116
Kollagen 35
Kolpitis, atrophische 68
Kompakta 41
Komplementärmedizin 105
Komplexarzneimittel 107
Kondom 76
Kontrazeption 72
– orale 73
Konzentrationsstörungen 30
Kopfschmerzen 30
koronare Herzkrankheit 42, 63
– Prävention 43
– WHI-Studie 66
Körpergewicht 39
Körpertemperatur 17
– Regulation 26
Krebserkrankung 45
Kupfer 75
Kupferspirale 76

L
Lachesis 106
Lactobacillen 32, 71
Lebenserwartung 2
Lebensqualität 47
Lebensstil 109
Lebererkrankung 60
Leberfunktionsstörungen 87
Leberwerte, Traubensilberkerze 94
Levonorgestrel 53, 56–57, 75
LH-Pick 17
LH-Spiegel, Perimenopause 21
Libido 33, 58
– Androgene 54
– Mann 116
Lignane 96
Lipoproteine 42
Low-density-Lipoprotein 43
Lubrikation 32–33

Lutealphase 17
Luteinisierendes Hormon 12, 17

M
Magnesium 110
Mammakarzinom 45, 62, 87, 89
– Studien 65–66
MAO-A 102
Mastodynie 58, 100
Medrogeston 56
Medroxyprogesteronacetat 43, 53, 56, 74–75
– WHI-Studie 64
Melatonin 29
Melisse 80
Menarche 1, 17
menopausale Hormontherapie 47, 67
– Alternativen 48
– Dosierung 50
– Indikation 50
– Kontraindikationen 50
Menopause 4
– Hormonspiegel-Veränderungen 20
– vorzeitige 5, 44
Menopause Rating Scale 9
Menorrhagie 7
Menstruation 17–18
Menstruationsbeschwerden 11
Menstruationsblutung, verstärkte 20
Menstruationsschmerzen 24
Menstruationszyklus 18
metabolisches Syndrom 63, 117
Methyldopa 87
Migräne 30–31, 61
Mikrobiom, Vaginalschleimhaut 32
Mikronisierung 54
Milchsäure 72
Milchsäurebakterien 32–33, 71
Million Women Study 64
Mineralöl 71
Minipille 74
Minoxidil 37
Mirtazapin 90

Mönchspfeffer 29, 98, 104
Monotherapie, Estrogen 51
Müdigkeit 29
Mundraum 38
Muskelaufbau 109, 116
Muskelmasse 39

N
Nahrungsergänzungsmittel 93, 96
Nebenwirkungen
– Hormontherapie 61
– Testosteronsubstitution 120
Nicotin 112
Noradrenalin 27, 89
Nordamerika 11
Norelgestromin 75
Norethisteron 53
Norethisteronacetat 53, 56–57
Norethisteronenantat 75
Norgestimat 75

O
Ödembildung 59
Off-Label-Use 6, 87
Oligomenorrhö 7, 99
Omega-3-Fettsäuren 111
Opioide 103
Opioid-Rezeptor 94
orale Anwendung, Hormontherapie 54
Osteoblasten 41
Osteoklasten 41, 84–85
Osteoporose 2, 40–42, 82–86
– beim Mann 116
– postmenopausal 40–41
– Ursachen 41
– WHI-Studie 63–66
Osteoporosetherapie, Dauer 86
Osteoprotegerin 41, 85
Ovar 1, 17
Ovarialektomie 45
– kardiovaskuläres Risiko 42
Ovarialinsuffizienz
– primäre 5
– sekundäre 5
Ovarialkarzinom 63
Ovarialsyndrom, polyzystisches 5
– Exkurs 6

Ovula 68, 70
Ovulation 1, 12–13, 17
Ovulationshemmer 6

P
PADAM 116–118
Pankreatitis 61
Parathormon 83, 86
Paroxetin 87–88
Partialwirkungen 53
partielles Androgendefizit des alten Mannes (PADAM) 116–118
Partnerschaft 10
Passionsblume 80
Perimenopause 4, 87, 74, 100
– Hormonspiegel 20
pflanzliche Arzneimittel 92
Phototoxizität, Johanniskraut 103
pH-Wert, Scheide 32, 71
Phytoestrogene 92, 95, 98
Phytopharmaka 92
Phyto-SERMs 95, 97
Pilzinfektion, vulvovaginale 33
Placebo-Effekt, Exkurs 105
polyzystisches Ovarialsyndrom 5
– Exkurs 6
Postmenopause 5, 59
– Hormonspiegel 21
postpartale Depression 28
Potenzierung 105
Prämenopause 4
– Hormonspiegel 19
prämenstruelle dysphorische Störung 28
Prämenstruelles Syndrom 24, 28, 99–100
– Exkurs 28
Pregnanolon 79
8-Prenylnaringenin 97
Primordialfollikel 1, 19
Progesteron 16–17, 25, 56
– anxiolytische Wirkung 29
– mikronisiertes 52
– zentrale Wirkung 27
Progesteronrezeptoren 16
Progesteronspiegel
– Perimenopause 20
– Postmenopause 21

– Prämenopause 19
Prolaktin 28, 99
Prolaktin-Release-Inhibiting-Hormon 99
Prostaglandine 18
Psyche, PADAM 118
psychosoziale Faktoren, Sexualität 33
psychosoziale Folgen 10
Psychotherapie 79
Pulsatilla 106
Pyrophosphat 84

R

Raloxifen 85
RANKL 85
Rauchen 6, 73, 119
– Haut 36
– Osteoporose 42
5α-Reduktase 37, 115, 118
Rehabilitation 117
REM-Schlafphasen 29
Review 94
Rhabarber 97
Rhapontigenin 97
Rhapontik-Rhabarber 97, 104
Rheum rhaponticum 97
Risedronsäure 84
Risiken
– Hormontherapie 61
– Testosteronsubstitution 120
Rotklee 96
Ruhelosigkeit 98

S

Salbei 100
Salvia officinalis 100
Sanguinaria 106
Scheidentrockenheit 32, 68, 71, 108
Schilddrüse, Exkurs 23
Schilddrüsenüberfunktion 23
Schlafapnoe 30
Schlafhygiene 79–80
Schlafstörungen 29, 77, 79
– Hopfen 97
Schlaganfall 63
– WHI-Studie 66
Schleimhaut, Befeuchtung 71
Schmerzen
– Gelenke 40

– Geschlechtsverkehr 33, 71
– neuropathische 90
Schmierblutung 20, 24, 59
Schwangerschaft 12–13, 16, 72
Schweißausbrüche 2, 23, 27–28, 49
– nächtlich 79
– Salbei 100
– Traubensilberkerze 94
Sebum 35
selektive Estrogenrezeptor-Modulatoren 16
– Osteoporose 85
selektive Serotonin-Rezeptor-Modulatoren 87
selektiver Serotonin-Reuptake-Inhibitor 78, 88
selektiver Serotonin- und Noradrenalin-Reuptake-Inhibitor 78, 89
Selen 111
Senium 5
Sepia 106
sequenzielle Hormoneinnahme 57
Serotonin 27–28, 88–89, 102
Serotonin-Rezeptor 94
Serotonin-Syndrom 103
Sexualhormon-bindendes Globulin 6, 116
Sexualhormone 12
Sexualität 33
– des Mannes 116
– psychosoziale Faktoren 33
Sicca-Syndrom 38
Soja 96
Spannungsgefühle, Brust 24
Spirale 76
Spongiosa 41
Sport 113
– Osteoporose 42, 83
SSRI 87
Steiner, Rudolf 107
Sterilisation 76
Steroidrezeptoren 52
Stickstoffmonoxid 14
– endotheliales 42
– Vaginalschleimhaut 32
Stilbenderivate 96–97
Stimme 38
Stimmungsschwankungen 27

– PMS 28
Strahlentherapie 44
Stressinkontinenz 34
Strontiumranelat 85
Studien, Hormontherapie 64
Suizidgedanken 88
Sympathomimetikum 90
Syndrom
– klimakterisches 7
– metabolisches 63, 117
– Prämenstruelles 24, 28, 99–100

T

Tamoxifen 45, 88
Teriparatid 86
Testosteron 115–116
– Libido 33
– Therapie 119
Testosteronester 120
Testosterongel 120
Testosteronmangel 115
Testosteronproduktion 115
Therapie, antihormonelle 45
Therapiebeginn, menopausale Hormontherapie 50
Therapiedauer, menopausale Hormontherapie 50
Therapieende, Hormontherapie 60
Therapiemöglichkeiten 47
Therapieschema
– Hormontherapie 57–59
– menopausale Hormontherapie 58
thermoneutrale Zone 27
Thermoregulation 26
Thermoregulationszentrum 113
Thromboembolie 63
Thromboembolierisiko 63, 73
– transdermale Anwendung 55
Thrombophilie 60
Thrombose 60, 63
L-Thyroxin 23
Thyroxin-bindendes Globulin 23
Tibolon 16, 54
Tod 10
Transaminasen, Traubensilberkerze 94

transdermale Applikation, Hormontherapie 55
transdermale therapeutische Systeme 68
trockenes Auge 38
– Exkurs 38
Traubensilberkerze 93–95, 104
Trimipramin 82
Tumoren 44
– hormonabhängige 45, 60

U
Übergewicht 39, 73, 109, 118–119
– Inkontinenz 34
– kardiovaskuläre Effekte 42
Umstellung, hormonelle 19
ungesättigte Fettsäuren 111
Urtinktur 105
Uterusmyom 61
Uterusschleimhaut 17
UV-Bestrahlung 36

V
Vaginalcreme 67, 70
vaginale Anwendung, Hormontherapie 55
Vaginalflora, Exkurs 32
Vaginalinfektion 68
– bakterielle 33

Vaginalring 70, 74
Vaginalschleimhaut 31, 70
Vaginaltabletten 70
Vaginalzäpfchen 70–71
vasomotorische Beschwerden 26
Venlafaxin 78, 87, 89
Verhütungsstäbchen 74
Vielstoffgemisch 92
Vitamin
– B_6 112
– B_9 112
– B_{12} 112
– C 72
– D 112
– D_3 41, 82–83
– E 103–104, 112
Vitex agnus-castus 99
Vollkornprodukte 110

W
Wassereinlagerungen 25, 98
– PMS 28
Wasserretention 14, 58
Wasserstoffperoxid 33
watchful waiting 77
Wechselwirkung
– Hormontherapie 102
– Johanniskraut 102
– Paroxetin mit Tamoxifen 88

Wegmann, Ita 107
weiblicher Zyklus 12, 18
Window of opportunity 51
Wirkung
– Estradiol 14–15
– Progesteron 16
Women's Health Initiative Study 64

Y
Yamswurzel 98
Yoga 113

Z
Zentrales Nervensystem 27
– PADAM 118
Zink 110
Z-Substanzen 82
Zulassung 93
Zwillingsschwangerschaften 19
Zwischenblutung 20, 59
zyklische Hormoneinnahme 57
Zykluslänge 17
Zyklusunregelmäßigkeiten 3, 7, 24, 74, 99
Zysten 25

Die Autorin

Claudia Apperger
Studium der Pharmazie in Freiburg und Tübingen. Praktisches Jahr in einer Krankenhausapotheke in Dublin, Irland. Seit 2013 in einer öffentlichen Apotheke tätig. Regelmäßige Autorentätigkeit für die PTA*heute*. Zurzeit befindet sie sich in der Weiterbildung zur Fachapothekerin für Allgemeinpharmazie.

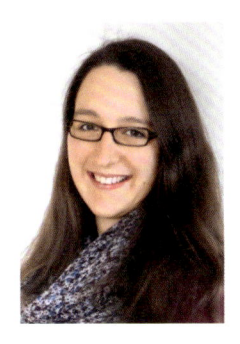

Von Dr. Monika Neubeck.

3., überarbeitete und erweiterte Auflage.
XXII, 411 Seiten. 1 Abbildung. 42 Tabellen.
Kartoniert.
ISBN 978-3-7692-6692-4

E-Book, PDF.
ISBN 978-3-7692-6762-4

Monika Neubeck
Evidenzbasierte Selbstmedikation
2017 / 2018

Deutscher Apotheker Verlag

Wissen was wirkt!

Ihre Kunden wollen von Ihnen wissen, „was wirklich hilft". Sie benötigen dazu ein sicheres Beratungskonzept, auf der Basis qualitativ hochwertiger klinischer Studien und Therapieerfahrungen – seriös, unabhängig, schnell!

Die Autorin liefert die Informationen für 40 typische Indikationen der Selbstmedikation:

- Kurzer Überblick zum jeweiligen Krankheitsbild
- Essenzielle Charakteristika der Therapeutika mit Wirkung, Dosierung, pharmakokinetischen Eigenschaften, Kontraindikationen und sonstigen Hinweisen
- Zusammenfassende Bewertungen mit sofort erfassbarem Punkteschema

Neu in 2017 / 2018: Empfehlungen nach neuesten Leitlinien und Metaanalysen, Aufnahme des Kapitels Nahrungsergänzungsmittel, Verbesserung des Bewertungspunkteschemas.

Damit beraten Sie Ihre Kunden kompetent, verantwortungsvoll – und punkten selbst!

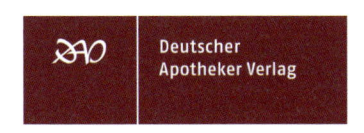

Deutscher Apotheker Verlag
Birkenwaldstraße 44 | 70191 Stuttgart
Telefon 0711 2582-341 | Telefax 0711 2582-390
www.deutscher-apotheker-verlag.de

Von Prof. Dr. med. Klaus Friese, Prof. Dr. med. Klaus Mörike, Prof. Dr. Gerd Neumann und Prof. Dr. Adolf Windorfer.

8., völlig neu bearbeitete Auflage.
XIV, 492 Seiten. 20 farbige Abbildungen.
47 farbige Tabellen. Kartoniert.
ISBN 978-3-8047-2948-3

E-Book, PDF.
ISBN 978-3-8047-2990-2

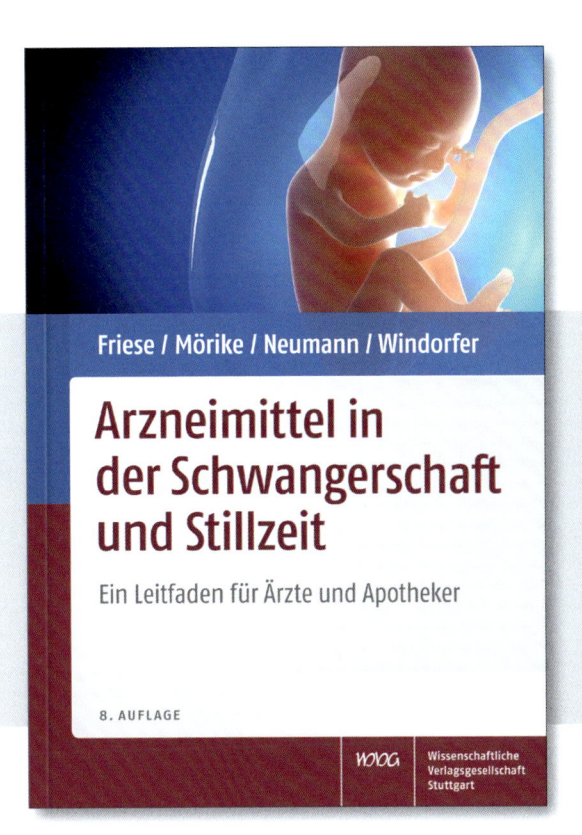

Friese / Mörike / Neumann / Windorfer

Arzneimittel in der Schwangerschaft und Stillzeit

Ein Leitfaden für Ärzte und Apotheker

8. AUFLAGE

Wissenschaftliche Verlagsgesellschaft Stuttgart

Sicher therapieren und beraten

Seit mittlerweile einem halben Jahrhundert sind die Risiken bei der Verschreibung und Abgabe von Arzneimitteln im Zusammenhang mit Ungeborenen und Säuglingen gerade in Deutschland besonders präsent. Allerdings ist es nicht immer der generelle Verzicht auf Arzneimittel, sondern gerade das fundierte Wissen um Unbedenklichkeiten, was eine fachkundige Betreuung ausmacht.

Die besondere Verantwortung macht daher eine verlässliche Informationsquelle unabdingbar.

Dieses Standardwerk liefert mittlerweile in achter Auflage allen Ärzten und Apothekern, die schwangere und stillende Patientinnen kompetent unterstützen wollen, aber auch Hebammen das dazu notwendige Fachwissen:

- Informationen zur embryonalen Entwicklung und zu Entwicklungsstörungen
- Weit über 1000 Arzneistoffe mit allen wichtigen Arzneimitteln, individuell bewertet
- Kategorisierung nach FDA und ADEC
- Differenzierte Risikoabschätzung auf Basis aktueller Literatur
- Persönliche Empfehlungen des erfahrenen und renommierten Autorenteams aus Gynäkologie, Kinderheilkunde und Klinischer Pharmakologie

Der Leser erhält so das Rüstzeug für eine sichere Therapieentscheidung und Beratung.

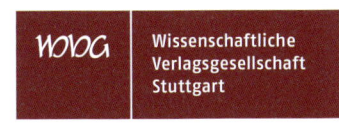

Wissenschaftliche Verlagsgesellschaft Stuttgart
Birkenwaldstraße 44 | 70191 Stuttgart
Telefon 0711 2582-341 | Telefax 0711 2582-390
www.wissenschaftliche-verlagsgesellschaft.de